清醒护肤

跟皮肤科医生
一起养出
健康光泽肌

李玲玲 主编

U0211442

化学工业出版社

北京

内容简介

本书为您提供全年龄段皮肤问题的解决方案，分为健康护肤基础知识、化妆品的使用知识、毛发健康、甲的健康、中医美容、现代光电与注射美容六个章节。无论您希望通过传统中医内服外调的方法，还是前沿的医美技术来达到日常护肤、解决肌肤问题、提升容颜的目的，本书都可以为您科学地解答。

本书由北京中医药大学东直门医院皮肤科主任医师李玲玲组织编写，联合了多位皮肤科专家以及化妆品检验检疫科学的相关专家，为读者提供科学系统的综合解答。

图书在版编目（CIP）数据

清醒护肤：跟皮肤科医生一起养出健康光泽肌/李玲玲主编. —北京：化学工业出版社，2023.10
ISBN 978-7-122-43813-3

Ⅰ.①清… Ⅱ.①李… Ⅲ.①皮肤病-诊疗
Ⅳ.①R751

中国国家版本馆CIP数据核字（2023）第131953号

责任编辑：丰　华　王　雪　　　　　文字编辑：张晓锦
责任校对：宋　夏　　　　　　　　　装帧设计：史利平

出版发行：化学工业出版社（北京市东城区青年湖南街 13 号　邮政编码100011）
印　　装：三河市航远印刷有限公司
880mm×1230mm　1/32　印张9¼　字数500千字　2024年3月北京第1版第1次印刷

购书咨询：010-64518888　　　　　　售后服务：010-64518899
网　　址：http://www.cip.com.cn
凡购买本书，如有缺损质量问题，本社销售中心负责调换。

定　　价：78.00元　　　　　　　　　　　　版权所有　违者必究

编写人员名单

主　　编：李玲玲（北京中医药大学东直门医院皮肤科主任医师）

副 主 编：闫　妍（中国检验检疫科学研究院化妆品技术中心副研究员）

屈双擎（北京中医药大学东直门医院皮肤科主任医师）

编写人员：李玲玲（北京中医药大学东直门医院皮肤科主任医师）

闫　妍（中国检验检疫科学研究院化妆品技术中心副研究员）

屈双擎（北京中医药大学东直门医院皮肤科主任医师）

郭　杨（北京中医药大学东直门医院皮肤科副主任医师）

张　阳（中国航天科工集团七三一医院中医科副主任医师）

田　野（北京中医药大学东直门医院皮肤科副主任医师）

陈广山（北京中医药大学东直门医院皮肤科主治医师）

黄　敏（北京中医药大学东直门医院皮肤科主治医师）

张贤耀、郭元睿、章昊旻、陈俣、蔺依、张首旭（北京中医药大学东直门医院研究生）

王莉娜、吴晗、路璐（中国检验检疫科学研究院化妆品技术中心助理实验员）

主　　审：战嘉怡（原北京市中药研究所副所长 北京中西医结合学会科技成果转化专业委员会主任委员）

李博鑑（首都国医名师 中国中医科学院广安门医院皮肤科主任医师）

秘　　书：郭元睿（北京中医药大学东直门医院研究生）

前言

现代社会是个"颜值"社会，不管是面试、工作，还是相亲等，容颜姣好，风姿绰约，秀发充盈的人都可能更受欢迎，而这些也是每个人的追求。越来越多的人不仅追求皮肤的健康，更加追求外在的靓丽多姿。这些不能说是对外表或者物质的盲目崇拜，而是经济发展达到一定程度的必然现象。

目前，琳琅满目的护肤产品、彩妆品牌，各种美妆博主如雨后春笋般活跃在新媒体上，化妆品消费已经成为社会经济的重要部分，甚至在经济下滑时期也能独树一帜。但是作为消费者，如何根据自身皮肤特点选择合适的产品并正确使用，难之又难，很多人都是因为相信品牌或者达人的口碑而消费，难免入坑。在临床工作中，作为医生的我每日都会处理诸多因为护肤品或护肤方法错误而产生的各种各样的问题。因此，身为医疗工作者，我和众编委致力于将皮肤各个系统基本常识、护理知识、护肤理念及产品等用通俗易懂的语言传播给大众。本书包含了中西医护肤理论，家庭皮肤护理方法，各类美容化妆品成分的对比，常见皮肤疾病的病因及处理方法，孕妇、婴儿、老年人等不同年龄、不同需求的人群都适用；同时，对现代热门的各项常用激光、注射美容项目给予简明扼要的介绍，帮助读者做出正确的美容护肤选择。

本书力求成为大众美容护肤的必备参考书。

北京中医药大学东直门医院皮肤科主任医师 **李玲玲**

2023年11月

推荐序

追求仪美颜娇，人类天性使然。

随着我国社会经济的发展，人民生活水平的不断提高，人们追求皮肤健康与美的标准也越来越高，我国化妆品市场规模已居世界第二。然而面对琳琅满目的护肤化妆品、医美技术、自媒体推荐，多数的消费者无论是在选择上还是在使用上都存在很大的盲目性。

人体皮肤的基本功能与构造是什么？怎样正确保护皮肤？如何正确选择化妆品？如何科学使用化妆品？怎样选择理化美容项目……由于缺乏科学的护肤知识，往往导致人们采用不合理的方法去追求美，不仅效果不佳，还会适得其反，化妆品所致皮肤损害在医院皮肤科屡见不鲜。

为此，皮肤科的医学专家与化妆品研究专家携手，将科学美容护肤知识编写成书，为广大读者答疑解惑，为大家的皮肤健康保驾护航。

美容历史在我国可溯数千年，战国《韩非子·显学》就有"脂泽粉黛"的记载，脂以染唇，泽以染发，粉以敷面，黛以画眉。秦、汉、唐、宋、元、明、清，历朝历代，驻颜有术，妆容有方。自古医美同宗、妆药不分，我国第一部本草典籍《神农本草经》收载药物365种，具美容作用者竟近半。其后《肘后备急方》《备急千金要方》《太平圣惠方》《御药院方》《普济方》《本草纲目》和《医宗金鉴》，医美方剂俯身可拾。故本书作者亦对中医药美容、中医药化妆品做了介绍。

有幸先睹本书稿，文章通俗易懂、深入浅出、图文并茂，堪为科学美容护肤的良师益友。

北京中西医结合学会科技成果转化专业委员会

主任委员　**战嘉怡**

中国中医科学院广安门医院皮肤科主任医师　**李博鑑**

2023年12月

目录

01 健康护肤基础知识

你需要了解的皮肤基础知识

面部和颈部皮肤的护理

眼部皮肤的护理

02 化妆品的使用知识

03 毛发健康

毛发健康基础知识

脱发问题

04 甲的健康

甲的基本知识

常见的甲问题

06 现代光电与注射美容

常见医美项目介绍

如何选择这些项目

激光美容的禁忌证与注意事项

常见皮肤问题的医美方案建议

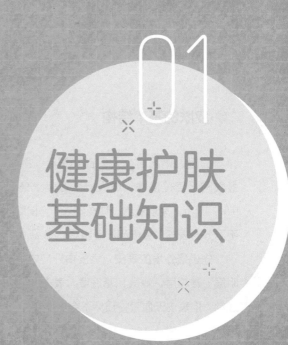

01

健康护肤
基础知识

你需要了解的皮肤基础知识

○ 皮肤的基本结构

说起人体器官，人们都知道心、肺、胃、肾……殊不知，人体最大的器官是皮肤。成人皮肤覆盖全身总面积约1.5~2m²，厚度为0.5~4mm，其重量约占体重的16%。皮肤依其组织结构和生理作用的不同分为表皮、真皮和皮下组织。

先说最外层的表皮，表皮由外向内分为五层，依次是角质层、透明层、颗粒层、棘层和基底层。表皮有丰富的神经末梢，对外界会有感觉，但表皮无血管，损坏不会出血。

角质层

角质层的主要成分为角蛋白，由5~20层无核死细胞紧密排列形成，是皮肤的前哨，对外防止灰尘、细菌等进入机体，对内阻止体内水分过度蒸发。角质层是"铁打的营盘流水的兵"，角质形成细胞不断地凋亡剥脱，又从基底层不断地补充。我们洗澡搓掉的"泥"和美容去掉的"死皮"主要就是凋落的角质形成细胞和皮脂。

透明层

透明层由3~4层已死亡的扁平层状无核细胞组成，呈坚韧半透明状，仅见于掌跖等皮肤角质层较厚部位。

颗粒层

颗粒层位于棘层上方，由有核细胞组成，含有透明角质颗粒，可曲折阳光，减弱紫外线对机体的伤害，还有中和酸性物质，分泌免疫物质的作用。

棘层

棘层位于基底层上方，由有核的活细胞组成，具有一定的分裂能力，是基底层与表皮外层之间的桥梁。

基底层

表皮的最下层为基底层，是表皮各层细胞的再生层，具细胞分裂能力，是补充受损表皮细胞的主要"兵源"。基底层分裂新细胞到达角质层需要14天，在角质层停留14天。所以美容去除死皮过勤，反而对皮肤造成损伤，年轻人一月一次，中年人一月两次足矣。基底层含有的黑素细胞是制造黑色素的大本营，黑色素可吸收阳光中的紫外线，防止紫外线损伤皮肤。

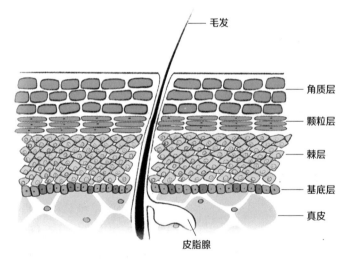

毛发
角质层
颗粒层
棘层
基底层
真皮
皮脂腺

表皮的基本结构（非手掌和足底）

真皮位于表皮下，有乳头层与网状层两层，由成纤维细胞、胶原纤维、弹力纤维、网状纤维和基质组成，保证了皮肤的弹性与韧性。真皮除了神经末梢，还有丰富的血管，损害到真皮层就会出血。

真皮下是皮下组织，由疏松结缔组织及脂肪小叶构成，除了血管、神经外，还含有汗腺、皮脂腺、毛根、淋巴管等。

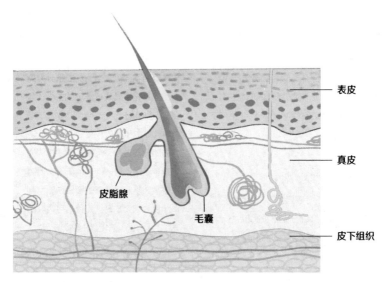

皮肤的基本结构

表皮

真皮

皮下组织

皮脂腺

毛囊

○ 皮肤的生长代谢

皮肤的生长代谢一般以28天为一个周期。

皮肤生长代谢的周期是指从基底层细胞分化向角质层推进，直到老化角质脱离的时间。皮肤分为表皮、真皮和皮下组织，在这3层中表皮的新陈代谢最快。基底层的细胞向角质层移行的过程就是角质形成细胞分化成熟的过程。在基底层，正常的角质形成细胞分裂的周期是13～19天，分裂以后的细胞就进入上面的棘层，逐渐再上移到颗粒层，大约需要14天。从颗粒层到角质层表面剥脱需要14天，所以一个新生的表皮细胞到角质层脱落需要28天，从开始形成新的角质形成细胞到最后脱落需要41～47天。这就是表皮细胞的生长代谢过程。

○ 皮肤的"砖墙结构"

角质层是皮肤的第一道屏障，阻止外界物质进入体内，同时防止体内水分流失。角质层中的保湿因子使皮肤含水量保持在15%～20%，使皮肤柔软，不发生干燥、皲裂现象，低于10%就会感觉皮肤干燥。

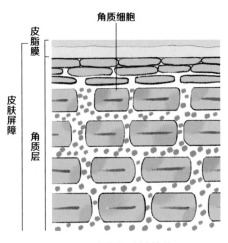

皮肤的砖墙结构

在角质层中，角质细胞一个挨一个排列着，其间有细胞间脂质相隔，犹如一垛砖砌的墙，角质形成细胞是"砖块"，脂质是"灰浆"，这就是教科书所说的角质层"砖墙结构"。一种护肤品能否很好地发挥作用，关键就是其穿透"砖墙结构"的能力，也就是透皮吸收能力如何。

保护皮肤，首先要保护好角质层。

对角质层造成损害的因素有很多，主要有：

① 过度日晒，紫外线导致皮肤光损伤。

② 脂溢性皮炎、日光性皮炎、痤疮、湿疹等皮肤病。

③ 长期外用皮质激素，使皮肤变薄或形成激素依赖性皮炎。

④ 激光、化学剥脱、刺激性药物等皮肤有创治疗。

⑤ 过度"换肤""去死皮"导致角质层甚至真皮损害。

○ 人体皮肤的作用

〔 保护功能 〕

　　皮肤是人体最重要的天然屏障，柔软性好，对外界较轻的摩擦、冲击和牵拉起保护作用；调节体液的蒸发，防止体内水分大量丢失；皮肤呈弱酸性（pH值5.5），不利于细菌、病毒、真菌的侵入和繁殖。

〔 感觉功能 〕

　　皮肤内含有丰富的感觉神经末梢，可感受外界的各种刺激，产生各种不同的感觉，如触觉、痛觉、压力觉、温度觉等。

〔 调节体温功能 〕

　　皮肤含有大量的温度觉、痛觉、触觉和其他复杂的感受器，有丰富的血管网及160万～400万个小汗腺，分泌面积平均为1080cm²。皮肤通过散热和保温来调节体温。其散热的方式主要是辐射和出汗，出汗散热占全身散热量21%，大量出汗时，可达75%～95%。皮肤血管收缩和皮下脂肪则可减少散热，保持体温，从而达到调节体温的作用。

〔 吸收功能 〕

　　皮肤能够有选择地吸收外界的营养物质，营养物渗透角质层细胞膜，进入角质形成细胞内；少量营养物通过细胞间隙渗透进入真皮；大分子及水溶性物质有少量还可通过毛孔、汗孔而被吸收。

〔 分泌与排泄功能 〕

　　皮肤的汗腺可分泌汗液，皮脂腺可分泌皮脂。皮脂在皮肤表面与汗液混合，形成乳化皮脂膜，滋润保护皮肤及毛发；皮肤通过出汗排泄体内代谢产生的废物，如无机盐离子、乳酸、尿素等。

呼吸功能

在30℃时，人的皮肤呼吸占整个气体交换的1%。在高温环境、重体力劳动、空气氧浓度增高或在高气压环境中，皮肤的气体代谢占肺气体代谢的15%～20%。

代谢功能

皮肤作为人体的一部分，还参与全身的代谢活动。皮肤中有大量的水分和脂肪，它们不仅使皮肤充盈，还为整个机体活动提供能量，可以补充血液中的水分，储存人体多余的水。

○ 什么是皮脂膜作用？

皮脂膜是由皮脂腺所分泌的皮脂和汗腺所分泌的汗水、角质形成细胞所生成的脂质，与空气中的氧气相混合，发生氧化作用，在皮肤表面形成的一层薄膜，呈弱酸性（pH4.2～5.6），可以抵抗细菌的侵害，故叫酸性保护膜，又被称为"酸罩"。

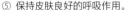

皮脂膜的作用如下：

① 防止细菌繁殖，使皮肤表面清洁、健康。

② 皮脂膜中的油脂能将多余的角质分解。

③ 中和皮肤酸碱度。

④ 调节体温，排泄废物。

⑤ 保持皮肤良好的呼吸作用。

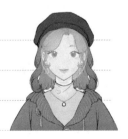

皮脂膜

○ 什么是皮肤的微生态？

　　新兴的微生态学研究表明，口腔、皮肤、泌尿生殖道、胃肠道栖居着大量微生物，其中绝大多数为有益菌，维持着人体微生态平衡。皮肤表面每平方厘米的细菌大约10万个，栖居在皮肤表面、角质层和毛囊的深缝中，皮肤健康有赖于皮肤微生态的平衡。某种意义上讲，说皮肤是人体第一道屏障不如说皮肤微生态才是真正的第一闸。下面我们了解一下皮肤微生态的作用，就知道它的重要意义了。

营养作用

　　产生脂类、固醇类、角质蛋白等，为肌底细胞提供营养，起到营养作用。

保水作用

　　参与皮肤细胞代谢，协助皮肤生理功能发挥，代谢脂质在皮肤上形成一层乳化脂质膜，与角质层一起，具有防止水分过分蒸发的作用，有利于保持皮肤水分。

免疫作用

　　皮肤微生物，尤其是暂驻菌中的致病菌或条件致病菌，作为自然存在的非特异性抗原，刺激机体的免疫系统，以增强机体普遍免疫力，起到免疫作用。

自净作用

　　代谢产生的游离脂肪酸，使皮肤表面处于偏酸性状态，即酸性乳化脂膜——酸罩，可以拮抗许多暂驻菌群的定植、生长和繁殖，起到自净作用。

形成生物膜，起占位保护，使外袭致病菌无法立足于机体的表面，起到生物屏障作用。大量研究表明，平衡皮肤微生态有利于维护皮肤健康。

在日常生活中，过度清洁、过度护理、使用化学品与药品、过度紫外线暴露、不良生活方式、环境污染等因素都可导致皮肤微生态失调，很多皮肤问题都与皮肤微生态失衡有着密切关系，如痤疮、黄褐斑、头皮屑、腋臭等。因此，我们必须善待皮肤正常菌群，保持皮肤微生态平衡。除了正确的生活方式、恰当的

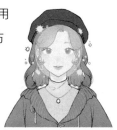

皮肤微生态

美容方式和远离环境污染等可以有效维护皮肤正常菌群外，还可以通过微生态制剂滋养和重建皮肤正常菌群。微生态制剂可促进皮肤有益菌的生长，同时抑制有害菌的生长，恢复皮肤应有的微生态，确保皮肤的健康与美丽。

专家指出，滋养保护皮肤正常菌群才能达到皮肤滋润、代谢旺盛、皮肤白皙美丽的目的。就一个人的美丽而言，还应该尽量减少来自体内代谢毒素的积聚和吸收，即尽量减少宿便，这就需要使用调整肠道菌群的办法，减少宿便，排出毒素。

参考资料

◎ 郁天泽，李巍. 皮肤菌群参与维持皮肤屏障功能[J]. 中华临床免疫和变态反应杂志，2022，16（4）：444-445.

◎ 武明阳，姚煦，Mahmud MR，等. 肠道微生物群影响皮肤健康[J]. 中华临床免疫和变态反应杂志，2022，16（5）：548-549.

○ 如何保护皮肤屏障功能?

皮肤屏障作为我们机体抵御外界不良刺激的第一道防线，在维护机体内外平衡方面有着重要的意义。皮肤屏障完整且功能正常，是我们保持肌肤健康、靓丽动人的基础。那日常中如何保护皮肤屏障呢?

皮肤屏障简单来说是由定植在皮肤表面的微生物菌群、皮脂膜、角质层这三者构成的，它们共同构成一个皮肤表面的弱酸性防护屏障，能够抑制致病细菌的生长繁殖和侵入人体，减少水分蒸发，以及抵御外界的不良刺激（比如紫外线、化学性刺激），能够减少外界环境刺激对皮肤的损伤，减缓皮肤的衰老。保护皮肤屏障要从以下三方面入手:

适当清洁，减少去角质产品的使用

虽然清洁能去除皮肤表面的灰尘和污垢，但过度清洁会破坏正常的微生物菌群、皮脂膜，导致角质层水分流失，屏障功能减弱，皮肤容易敏感，产生紧绷、刺痒、泛红等症状，不能正常维持屏障功能。特别是使用了一些去角质产品，人为加快了角质层正常脱落的速度，虽然皮肤暂时光滑细腻，但使角质层变薄，不能防护紫外线的损伤，加速了皮肤的老化，物理化学性的物质也更容易渗透进皮肤产生刺激。对于皮肤正常的人来说，建议一个月只用一次去角质产品，如果皮肤角质特别粗糙肥厚，可以在医师的指导下进行化学剥脱来改善。

保湿、防晒

正常的角质层含水量在17%左右，过高过低都会使角质层功能受到影响。使用保湿产品能够让角质层的含水量维持在正常的水平，充分发挥其对外界刺激的防御作用。紫外线能够使皮肤屏障中的细胞以及细胞外基质发生氧化应激反应，正确的防晒能减少其带来的损伤，保护机体和皮肤屏障。

多吃富含维生素C和维生素E的新鲜瓜果蔬菜 -¦-

除了外源性的刺激，在机体的代谢过程中也会产生一些自由基、活性氧，对皮肤屏障进行氧化攻击，造成内源性损害，适当地补充富含维生素C和维生素E以及不饱和脂肪酸的食物，能够减少自由基的氧化，抵抗紫外线的损伤，减缓屏障损伤。

○ 皮肤的主要类型

油性皮肤

皮肤粗厚，毛孔明显，部分毛孔很大，酷似橘皮。皮脂分泌多，在面部特别是T区可见油光；皮肤纹理粗糙，易受污染；抗菌力弱，易生痤疮；附着力差，化妆后易脱妆；较能经受外界刺激，不宜老化，面部出现皱纹较晚。

中性皮肤

皮肤平滑细腻，有光泽，毛孔较细，油脂水分适中，没有瑕疵且富有弹性。对外界刺激不太敏感，不易起皱纹，化妆后不易脱妆。皮肤季节性变化较大，冬季偏干，夏季偏油。这类多见于青春期发育前的少男少女，在30岁后往往变为干性皮肤。

干性皮肤

皮肤比较干燥，但肤质细腻，较薄，毛孔不明显，皮脂分泌少而均匀，没有油腻感觉。这种皮肤不易生痤疮，且附着力强，化妆后不易脱妆。但干性皮肤经不起外界刺激，如风吹日晒等，受刺激后皮肤潮红，甚至灼痛。容易老化起皱纹，特别是在眼周、嘴角处最易生皱纹。

混合性皮肤

同时存在两种不同性质的皮肤为混合性皮肤。一般在前额、鼻翼、下颏等部位为油性，毛孔粗大，油脂分泌较多，甚至可发生痤疮，而其他部位如面颊部，呈现出干性或中性皮肤的特征。

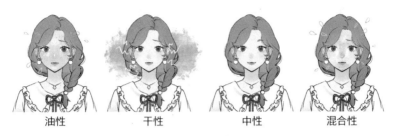

油性　　　　　干性　　　　　中性　　　　　混合性

皮肤的类型

○ 如何护理皮肤?

要想拥有健康的皮肤，首先要养成良好的生活习惯。保证充足的睡眠，少烟酒，饮食均衡，多食蔬菜水果，每天保持1000～2000mL的饮水量，进行适宜的体育运动，保持良好的情绪对皮肤健康很重要。根据不同皮肤类型，进行有针对性的护理。

✦ 油性皮肤

洁肤：选择弱碱性并具有保湿作用的清洁剂，35℃左右温水洗脸。若用磨砂膏或去角质膏，每2周使用1次。

爽肤：选用收敛性或控油保湿爽肤水，补充水分，去除多余油脂。

护肤：选用控油保湿的水包油乳剂、凝胶护肤品。

防晒：室内和室外工作者使用防晒乳或喷雾剂，其SPF及PA选择同中性皮肤。

按摩：一般用冷喷，以控油保湿按摩乳或啫喱进行按摩，以穴位按摩为主。按摩10～15分钟，每周1次。

面膜：选择控油保湿面膜。敷膜时间为10～15分钟，每周1～2次。

✦ 中性皮肤

洁肤：春夏季皮肤偏油时可选弱碱性洁面乳或香皂，秋冬季选用不含碱性皂基的保湿清洁剂。若用磨砂膏或去角质膏，每3～4周使用1次即可。

爽肤：春夏季可用收敛性化妆水紧致皮肤，秋冬季用保湿、滋润的化妆水补充水分。

护肤：春夏季用水包油保湿乳剂，秋冬季用保湿滋润的霜类润肤品。

防晒：室内工作者使用防晒霜（SPF15，PA+～++），每4小时涂抹1次；室外工作者用SPF>15，PA++～+++，每2～3小时涂抹1次。高原地区SPF>30，PA++～+++，每2～3小时涂抹1次。

按摩：春夏季同油性皮肤，秋冬季同干性皮肤。

面膜：春夏季使用控油保湿面膜，秋冬季可适当使用滋润保湿面膜。敷膜时间每次15～20分钟，每周1次。

干性皮肤

洁肤：选用不含碱性皂基的保湿清洁剂，25℃温水洗脸。不宜使用磨砂膏或去角质膏。

爽肤：选用保湿滋润不含酒精的化妆水，充分补充水分。

护肤：选用强保湿剂及富含油脂的霜类护肤品。

防晒：同中性皮肤。

按摩：用热喷（温热的喷雾）以滋润保湿按摩霜进行按摩，每次5～10分钟，每周2次。

面膜：选用保湿效果好的面贴膜或热倒模*。敷膜时间20～25分钟，每周1次。

> *热倒模：清洁面部后，涂抹滋润功效药膏，再以石膏粉调成糊状，均匀摊涂在面部，石膏干燥后形成硬膜。

混合性皮肤需分区域进行护理。

洁肤：同中性皮肤，但应注意在双颊等干性皮肤区域避免使用磨
　　　砂膏或去角质膏。

爽肤：同中性皮肤，根据季节变化及面部皮肤状态选择相应化妆
　　　水补充水分。

护肤：双颊干性区域应选用强保湿剂及富含油脂的霜类护肤品，
　　　前额、鼻翼、下颏等油脂分泌较多部位选用控油保湿的水
　　　包油乳剂、凝胶护肤品，可定期外用水杨酸类凝胶，防止
　　　毛孔堵塞。

防晒：春夏季或面部出油明显时选用防晒乳或喷雾剂，秋冬季或
　　　面部皮肤以干燥为主者选用防晒霜，其SPF及PA选择同中
　　　性皮肤。

按摩：春夏季同油性皮肤，重点按摩T区等油脂分泌较多部位，
　　　促进皮脂排泄；秋冬季同干性皮肤，重点按摩双颊等干性
　　　皮肤部位，滋润保湿。

面膜：同中性皮肤，根据季节变化及面部皮肤状态进行选择。

在四种类型护肤基础上，根据皮肤状况进一步做针对性护理。

＋ 色素皮肤：使用美白产品，加强防晒，必要时使用祛斑药
　　　　　　物减轻色素。

＋ 敏感皮肤：使用不含香料、色素，温和、安全的医学护肤
　　　　　　品，加强保湿，恢复皮肤屏障功能。

＋ 皱纹皮肤：加用抗皱霜及眼霜，若皱纹较明显，可使用祛
　　　　　　皱方法，如化学剥脱、填充、激光等。

✛ **日光反应**：如果皮肤容易晒红，加强对UVB的防护，使用SPF值30的防晒品。如果皮肤容易晒黑，加强对UVA的防护，使用PA值++～+++的防晒品。若使用光敏性药物（四环素、磺胺类、喹诺酮类抗生素，维A酸和雌激素等），需尤其注意防晒，打遮阳伞、穿长袖棉衣裤、戴宽檐帽、戴太阳镜等可起到辅助防晒效果。

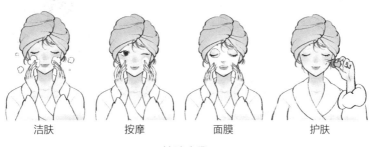

| 洁肤 | 按摩 | 面膜 | 护肤 |

护肤步骤

○ 敏感性皮肤与"皮肤过敏"

敏感性皮肤是一种高度不耐受的皮肤状态，易受到各种因素的激惹而产生刺痛、烧灼、紧绷、瘙痒等主观症状的多因子综合征，皮肤外观正常或伴有轻度的脱屑、红斑和干燥。

敏感性皮肤与"皮肤过敏"是两个不同的概念。

敏感性皮肤

敏感性皮肤通常是对刺激的耐受性降低，出现一系列异常感觉反应，大多缺乏客观体征，其发生机制虽然不是很清楚，但普遍认为不伴有免疫或过敏机制。

皮肤过敏

皮肤过敏是一种变态反应，变应原进入机体后，促使机体产生相应的抗体，引发抗原抗体反应，表现为红斑、丘疹、风团等临床客观体征，常伴瘙痒。

敏感性皮肤患者多表现为痒、刺痛感、针刺感、烧灼感、紧绷感。其严重程度不一，有个体差异。在用化妆品后，不适感加重，有的甚至不能耐受任何护肤品。可在用产品后数分钟出现不适，也可在数小时，甚至数天后出现。有时可见皮肤干燥、面部红斑、细小鳞屑。面部容易潮红。

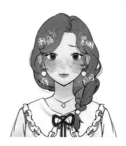

敏感性皮肤

○ 什么是问题性皮肤？

生活中影响容貌，但没有传染性也不危害生命的皮肤问题，被称为问题性皮肤，如患有白癜风、痤疮、酒渣鼻、黄褐斑、雀斑、老年斑、脂肪颗粒、色素痣、疣、黑眼圈、脂溢性脱发等。临床上也叫作"损美性皮肤病"。

○ 女性皮肤的特点

女性皮肤的角质层比较薄，对外界刺激的抵抗力较低，易出现皮肤屏障功能受损、过敏性皮炎等皮肤病。女性皮肤含水量较多，但皮脂分泌比男性少，毛孔细小，皮肤细腻。女性皮肤的血管收缩与舒张调节机制比男性低，容易引起冻伤、玫瑰痤疮。女性雌激素分泌多，容易出现色素沉着，黄褐斑的发生率也较男性高。

○ 皮肤衰老的表现

衰老是我们生命中一个自然而缓慢的过程，皮肤衰老是内源性生理因素和外源性环境因素共同作用的结果，内源性衰老是根本，环境因素是在内源性衰老的基础上起加速或延缓作用。

皮肤衰老有哪些结构性的改变呢？

A 表皮细胞逐渐变平，表皮钉突*变浅、减少，表皮与真皮结合不够紧密，皮肤易受外力损伤形成水疱。

真皮结构的改变是皮肤衰老的主要原因，真皮厚度变薄，密度降低，使皮肤厚度逐渐变薄。老化皮肤的血管相对减少，微循环减弱，调节温度能力下降；皮肤朗格汉斯细胞减少，免疫能力下降，易患感染性疾病。老化皮肤黑素细胞数目下降，暴露于阳光下易受损伤。脂褐质明显增加，呈现出老年斑和其他局部色素性改变。

皮脂腺与汗腺萎缩，分泌减少，出汗反应降低，皮肤表面的乳化物不足，角质层水合能力减弱，使得皮肤粗糙。

> *表皮钉突：指表皮细胞与真皮乳头形成的犬牙交错的结构，使得表皮与真皮的接触面积大，从而使真皮的营养物质更多地进入表皮。

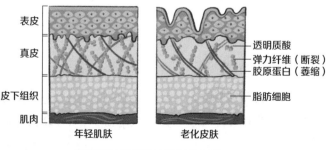

年轻肌肤及老化皮肤结构对比

内源性衰老

内源性衰老是由基因决定的，每个人的基因不同，衰老的速率也不同，并且只能减缓速率，但不能暂停或逆转。

外源性衰老

外源性衰老基本是指光老化。长期受紫外线照射是导致皮肤衰老的最常见、作用最强的外在因素。光老化主要表现在以下五方面：

① 表皮出现过度增殖或发育不良，甚至出现恶变。

② 真皮弹力蛋白变性，纤维增粗、聚集成块，同时胶原纤维被破坏、减少，使皮肤松弛，出现永久性皱纹。

③ 皮肤局部黑素细胞增多，导致色素过度沉着。

④ 长期受紫外线照射，易产生自由基。

⑤ 毛细血管管壁增厚，并发生弹力纤维变性，使皮肤表面毛细血管扩张。

一些皮肤疾病，比如神经性皮炎、皮肤淀粉样变性、湿疹等，由于其反复发作，患者易通过搔抓、用热水烫洗等来减轻异常的痒痛感，这些刺激也会加速皮肤老化，出现皮肤粗糙、松弛、异常胶原的堆积。

此外，吸烟会促进皮肤衰老，女性吸烟更易过早产生皱纹。

○ 为什么按摩能美容？

按摩美容是指借助按摩的手法，达到美化面容和治疗面部疾病的目的。

经络是运行全身气血，联络脏腑肢节，沟通上下内外的通道。头部是"诸阳之会"，所有的阳经经脉都起于或止于头面部，给头面部带来丰富的气血营养，使我们的面容光泽生动。如果脏腑功能失调，经脉气血亏虚，就会造成面部皮肤失去光泽、老化。作息不规律、情绪不畅，也会使经脉气血运行不畅，瘀血阻滞，面部会出现色斑。过食肥甘厚味，湿热聚集，沿经脉上至头面部，会出现面部油腻、"长痘痘"等损容问题。

近年来大量研究认为，按摩直接接触皮肤，通过手法的刺激可使局部皮肤表面温度升高，清除已死亡的表皮细胞或延长表皮细胞的衰老过程，改善皮肤的呼吸状态，促进毛细血管的扩张，增加皮肤血液供应，改善皮肤的营养状态，并有利于汗腺和皮脂腺的分泌，增加皮肤的光泽度，还能促使皮下脂肪的消耗和运动，增强肌肉的收缩能力，使皮肤更有弹性，防止皮肤过早松弛和产生皱纹。

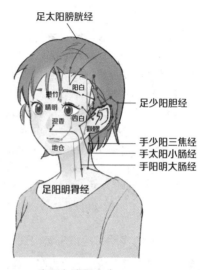

头面为诸阳之会

需要注意的是按摩前必须清洁手和面部皮肤；按摩时要掌握适当的力度，避免擦伤皮肤；按摩需按一定的经脉、穴位顺序操作，不能乱揉乱按；按摩后可在面部涂抹适当的护肤品，以借按摩后血行旺盛，促吸收。按摩美容要持之以恒，勿求立即见效，每天按摩15分钟最好；特别要注意，如果面部有急性的皮肤炎症或有传染性的皮肤病时，切不可按摩，以免病菌扩散。

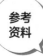

参考
资料

◎ 刘伟，李丽英. 面部点穴按摩对美容除皱作用浅谈[J]. 新疆中医药，2000，18（2）：32-33.

○ 肠道健康与容颜的关系

肠道和容颜，风马牛不相及的两件事，会有什么关系呢?

两大人体器官 ┼

皮肤与肠道是人体最大的两个器官，也是人体的外表面和内表面。中医认为：皮肤为一身之表，可防御外邪侵入；大肠为传导之官，传化物而不藏。虽然两大器官在形态和功能上相差甚远，但通过临床观察发现，皮肤与肠道有非常相似的变化和表现，皮肤疾病能引起大肠病变，大肠疾病也能引起多种皮肤病，这就是"皮肠同病"，现代医学和生物学的发展，已经证明皮肤与肠道之间确实存在密切联系。

肠道和皮肤都属于人体与外界环境接触的内外表面，在构成免疫屏障方面有类似的功能。同时肠道和皮肤上都分布有大量的微生物，人体微生物与健康关系密切，它们不仅帮助人体吸收和消化营养物质，合成维生素等必需生物活性物质，还可以维护人体免疫系统，抵御病原微生物的侵入。

有研究表明，痤疮患者出现胃肠道不适的风险非常高，出现便秘、口臭、胃食管反流等胃肠道症状比未患痤疮者显著增多。口周皮炎与幽门螺杆菌感染存在显著的相关性。

因此，保持肠道的健康对皮肤大有益处。

参考资料

◎ 盛文婷，李其林. 幽门螺杆菌感染与口周皮炎的临床相关性探讨[J]. 中华临床医师杂志（电子版），2008，2（4）：427-432.

◎ 路小轩，孙之中. 基于《内经》"大肠者，皮其应"理论探讨痤疮与肠道菌群的关系[J]. 中国民族民间医药，2023，32（8）：14-17.

◎ 王锦慧，傅宏阳，戴璐忆，曹毅. 基于"肺与大肠相表里"理论探讨痤疮与肠道菌群相关性及其中医治疗[J]. 浙江中西医结合杂志，2021，31（4）：384-386.

○ 空气污染对皮肤的影响

皮肤作为人体的第一道屏障，与空气中的污染物是直接接触的，长期处于空气污染的环境中会使皮肤变薄，加速皮肤老化和皱纹形成，甚至引发皮肤炎症，影响皮肤正常的生理作用。

空气污染物中的颗粒物会附着在皮肤表面，造成皮肤暗沉、无光泽，并导致皮肤老化。相较于空气较好的环境，长期生活在空气严重污染的环境中，皮肤的角质层水分含量明显降低，而油脂分泌速率显著增高，皮肤划痕现象发生率和荨麻疹发病率均显著增高。

面部和颈部皮肤的护理

○ 常用的面部皮肤护理产品

面部护理产品指作用于颜面部，用以保持皮肤的健康和光泽，具有清洁、保湿、补水、抗衰、修复、美白、防晒等作用的产品，是护肤产品中一个重要的分类。随着个人护理行业的飞速发展，市场上出现了种类繁多的面部护理产品，根据其主要功能的不同，大致可分为以下四类：

- ✛ 清洁类：可去除面部的污物、人体分泌物及新陈代谢所产生的老化角质等，如洁面乳、卸妆水、磨砂膏等。
- ✛ 保护类：保护面部皮肤免受风寒、粉尘、紫外线辐射等损害，如隔离霜、防晒霜等。
- ✛ 营养类：用于补充皮肤营养，保持角质层含水量，减少皮肤细纹，减缓皮肤衰老，如面霜、面膜、精华、化妆水等。
- ✛ 美化防治类：美化面部，预防或治疗影响皮肤外表或功能的病变，如遮瑕霜、祛斑霜、黑头鼻贴等。

○ 正确使用卸妆品

卸妆品是用于清除彩妆类化妆品的清洁产品，其清洁原理主要有以下两种：

相似相溶原理

通过油脂溶解与其化学结构相似的成分，例如彩妆中的固态烷烃类成分，从而起到卸妆作用。

表面活性剂清洁原理

表面活性剂具有亲水和亲油的双重特性，因而具有去污的能力。

根据现行国家标准，卸妆品分为卸妆油、卸妆膏，卸妆液，卸妆乳、卸妆霜三类。由于油脂含量不同，三类卸妆品的卸妆能力也有所差异，简而言之卸妆油（膏）的清洁能力最强，特别适用于浓妆及油性皮肤；卸妆液的清洁能力最弱，适合清洁淡妆或敏感性肌肤；卸妆乳（霜）介于两者之间。

选择合适的卸妆产品之余，正确的使用手法也同样重要。

〔 卸妆油（膏）〕

　　保持面部干燥、双手清洁干燥，取用适量卸妆油（膏）在面部均匀铺开，轻柔按摩面部；用手蘸取少量清水，以指腹在面部画圆使卸妆油乳化变白，并继续轻柔按摩，直至彩妆完全溶解；清水冲洗后用洁面产品彻底清洗脸部，即可进行后续护肤流程。

〔 卸妆乳（霜）〕

　　保持面部干燥、双手清洁干燥，取用适量卸妆乳在手中预热；以手指指腹蘸取卸妆乳，涂抹于面部并辅以按摩手法，促进彩妆产品彻底溶解；用湿润的化妆棉轻柔拭去残余彩妆，最后用大量清水冲洗，再用洁面产品清洁面部。

〔 卸妆液 〕

　　取化妆棉一片，以卸妆液完全浸润，在面部轻柔按摩，待彩妆产品充分溶解后再用清水冲洗，并以洁面产品充分清洁。

!

注意

①避免以潮湿的双手直接蘸取卸妆油（乳/霜/膏），以防提前乳化，削弱清洁效力。

②眼部皮肤组织较为脆弱，应选用专用的卸妆品，并配合轻柔的卸妆手法。

③唇部卸妆不容忽视，否则会导致唇部干燥。

④卸妆工作最好在1~3分钟结束，然后立刻用大量清水冲洗干净，不宜在面部久留，以防伤害皮肤。

⑤卸妆产品不宜用于伤口、红肿等皮肤异常部位，若有红肿刺激等其他不适症状，立即停用。

参考资料

◎ 刘念念，缪旭，张冬梅. 昼夜节律在皮肤生理和皮肤癌中的作用[J]. 中国皮肤性病学杂志，2022，36（12）：1446-1450.

◎ 张玉柱. 化妆水那点事[J]. 质量与标准化，2020（10）：29-30.

◎ 张婉萍，蒋诚.《化妆品配方与工艺技术》第三讲：护肤乳液、膏霜（续完）[J]. 日用化学品科学，2019，42（2）：54-58.

◎ 中华人民共和国国家质量监督检验检疫总局，中国国家标准化管理委员会. 卸妆油（液、乳、膏、霜）：GB/T 35914-2018[S]. 北京：中国标准出版社，2018.

◎ 李妍，薛峰. 卸妆产品那点事[J]. 质量与标准化，2020（6）：27-28.

○ 皂基类与氨基酸类洁面产品的区别

人类使用面部清洁产品由来已久，早在宋代就有将天然皂荚经过系列加工，以供洁面浴身之用的记载，这种在当时被称作"肥皂团"的球状物便是香皂的前身。

香皂

香皂的主要成分为硬脂酸钠，它是一种常用的阴离子表面活性剂，对面部的油脂具有强效清洁作用，深受广大人民的喜爱。随着需求的发展，人们将油相物、水相物、硬脂酸盐、保湿剂等成分混合，推出了液态的洁面产品，即洁面乳，在这一时期，洁面乳的实质是液态化香皂，也就是我们现在所说的皂基类洁面乳。

然而，由于皂基类洁面产品对油脂的清洁力度过于强大，清洗面部后肌肤过度干燥，多有紧绷感，还有损伤皮肤表层，导致红肿痒痛的隐患。为了解决以上问题，人们开始以含有酰基的氨基酸类金属盐代替传统的皂基成分，推出了氨基酸类洁面产品。

氨基酸 氨基酸与油脂的相溶程度相对较低，洁面后面部依旧保有一层薄薄的皮脂膜，大大缓解了紧绷感等不适，对皮肤的刺激小，特别适用于干性肌肤及敏感性肌肤。

○ 紧肤水与收敛水的区别

根据2021年新修订的《化妆品功效宣称评价规范》，产品名称中涉及的化妆品功效，必须有相关的文献或实验数据支撑，并通过国家备案系统的审核。紧肤水一般是指具有紧致功效的化妆水，而收敛水一般是指具有毛孔清洁和收敛功效的化妆水。

○ 精华素、修复液为什么比较贵？

精华素是针对有效作用成分，如植物萃取物、烟酰胺、维A醇等进行高浓度萃取、深度加工而制成的护肤品。根据其效用的不同，精华素大致分为抗衰老精华素、美白精华素、保湿精华素、修护精华素等，修复液就属于修护精华素中的一种。

与其他面部护理产品相比，精华素价格不菲，这是由精华素的有效成分浓度、制作工艺复杂度所决定的。如何将有效的护肤成分萃取浓缩，在储存过程中保持活性，引导有效成分被皮肤充分吸收利用等问题都是精华素研发中的技术难点，也与精华素的护肤效果息息相关。除此之外，使用方法也会影响精华素的使用效果。

建议 一般建议在睡前清洁皮肤，均匀涂擦柔肤水、爽肤水等产品后使用精华素，并辅以面部按摩促进吸收。精华素的使用也并非越多越好，以免给皮肤吸收造成负担。

○ 乳、霜、水的区别是什么?

乳、霜和水（化妆水）的区别主要体现在产品结构和作用功效两方面。化妆水一般为流动性大的水剂，大多由水相、增稠剂、保湿剂及其他水溶性功效成分构成，通常是在用洁面产品洗脸后，为给皮肤的角质层补充水分及保湿成分，使皮肤柔软，调整皮肤生理作用而使用的化妆品。化妆水和乳、霜相比，油分少，有舒爽的使用感，且使用范围广，功能也在不断扩展，如具有皮肤表面清洁、消炎抑菌、收敛、防止皮肤长粉刺或去除粉刺等多种功能。对化妆水一般的性能要求是维持皮肤微生态的平衡，保持皮肤健康，使用时有清爽感，并具有优异的保湿效果以及透明的美好外观。市售化妆水按其使用目的和功能可分为如下五类。

✤ 柔软性化妆水：以保持皮肤柔软、润湿为目的。

✤ 收敛性化妆水：抑制皮肤分泌过多油分，收敛且调整皮肤。

✤ 洗净用化妆水：对简单化妆具有一定程度的卸妆作用。

✤ 须后水：抑制剃须后所造成的刺激，使脸部产生清凉的感觉。

✤ 痱子水：去除痱子，并产生清凉舒适的感觉。

乳、霜一般为黏度较大的水包油或油包水结构体系，大多由水相、油脂、乳化剂、增稠剂及功效成分构成，其渗透性及作用功效均强于化妆水。现代乳剂类化妆品，根据制品的用途或性能分为膏霜和乳液。半固体的称为膏霜，流体的称为乳液或奶液。每种制品都可根据需要制成O/W型或W/O型。

- O/W

  通常O/W型含油分较少，且含有较多的亲水性乳化剂，清洁时可将皮肤上过剩的皮脂等物质带走，适宜油性皮肤的人使用。

- W/O

  W/O型含油分较多，对皮肤有更好的滋润作用，适宜干性皮肤的人使用。

○ 啫喱是什么?

许多大分子化合物溶液在一定条件下，黏度逐渐变大，最后失去流动性，形成"冻"状的半固体状态，这个过程叫作胶凝，形成的"冻"状体系称为凝胶。

凝胶的英文名是jelly，国内常把凝胶直译为"啫喱"。由于啫喱呈胶冻状，着色后色彩异常鲜嫩，且使用后皮肤感觉滑爽，无油腻感，故深受消费者喜爱。

凝胶分水性凝胶和油性凝胶。

水性凝胶

含水分较多，可补充皮肤水分，具有保湿的效果，适用于油性皮肤和夏季使用。

油性凝胶

含油分较多，对皮肤有滋润、保湿的作用，适用于干性皮肤和冬天使用。

凝胶类化妆品的组成主要有胶凝剂、保湿剂、中和剂、防腐剂、香精、色素等，其黏稠度对功效并无直接影响，它的本质是一种水剂，只是在质地和特性上与化妆水或精华不同。

○ 日霜、晚霜的区别在哪里?

顾名思义，日霜和晚霜的使用时间有所区别，而这正是由它们的功效所决定的。

在白天，人们需要进行工作、社交等活动，面部皮肤往往暴露在日光辐射、粉尘污染等损害之中，因此，日霜的功效以"隔离、防护"为主。日霜通常会含有一定的防晒成分以抵抗紫外线的侵害，并且通过提高成膜剂含量，在皮肤表面形成一层保护膜，达到隔离、保湿的目的。此外，白昼气温高，人体活动量大，皮脂和汗液分泌旺盛，因此日霜对滋润度的需求相对较弱，质感更为清爽。

夜间气温较白昼降低，皮脂和汗液分泌减少，无法在肌表形成保护层，皮肤水分更容易流失。同时，已有研究证实细胞在夜间分裂旺盛，有利于表皮的生长与修复，且夜间表皮屏障功能降低，局部药物渗透性可能显著增加。针对以上特点，晚霜更偏重"滋润、营养"，加入了更多的营养成分和修复成分，易被皮肤充分吸收利用，事半而功倍。

需要特别注意的是，部分晚霜中含有一些特殊成分，如维A醇、烟酰胺、柑橘类精油等，需要避光使用，切不可与日霜混淆。

○ 什么是面膜护理?

面膜护理指根据皮肤生理学和皮肤动力学原理，将由各种可溶性材料、辅料、药物、营养物质等组成的混合物涂敷于面部，形成一层薄膜，避免皮肤角质层水分蒸发，并纠正和改善皮肤问题的一种常见美容方法。

面膜可分为硬膜和软膜两种。

硬膜 硬膜的主要成分为医用熟石膏、矿物粉及按需配制的不同药物，涂敷于皮肤后可自行凝固成坚硬的膜体，并在此过程中升高局部皮肤温度，促进血液循环，对痤疮、色斑、皮肤老化和皱纹等皮肤问题具有积极的治疗作用。

软膜 软膜则包括膏状面膜、凝胶面膜、贴片面膜等，根据其功效成分的不同可发挥清洁、营养、增白、抗衰等作用。

○ 颈部皮肤的护理产品有哪些?

颈部和眼周的皮肤一样，比较薄嫩，保水性和锁水性比较差，较容易出现缺水、细纹；颈部皮肤每天经历着风吹日晒，日常保养相对缺乏，随着胶原蛋白的流失，更容易出现松弛、皱纹；颈部的结构比较多，有甲状腺、颈总动脉等重要的器官。所以，医美项目在颈部能做的相对较少。所以，颈部皮肤的保养，主要还是靠日常的皮肤护理。

〔 去角质类产品 〕

颈部皮肤的去角质产品，建议根据肤质来选择，干性肌肤不建议使用颈部去角质产品；油性、混合性肌肤，也尽量不要选择磨砂类去角质产品，可使用油性或啫喱型的产品，轻柔按摩去角质，按摩时间也不宜过长，1~2分钟即可。

〔 清洁类产品 〕

颈部每天风吹日晒，也是需要日常清洁的。由于颈部的皮肤薄，皮脂腺数量约是面部的1/3，所以需要用温和的清洁产品来清洗，如氨基酸类、癸基葡萄糖苷类等。

保湿、紧致类居多。相对面部皮肤，颈部的皮肤更容易干燥，出现细纹，所以，我们更应该注意皮肤的补水、保湿。建议25岁以上的朋友，在保湿的基础上，选用含有抗衰老成分的颈霜，来淡化颈纹，对抗颈部肌肤松弛。同时，每周3次使用颈膜产品，可以更好地呵护颈部肌肤。

〔 防晒类产品 〕

颈部的皮肤，每天露在外面，且薄嫩，胶原蛋白流失明显，后颈部刚好又是接受日光最直接的部位之一，所以，我们一定要注意颈部的防晒，可以选用温和的物理防晒霜进行防晒。

其实，有一部分颈纹跟我们的皮肤缺水、老化没有关系，例如有些小朋友特别胖，他就会有一条一条的颈纹，即使以后瘦了，颈纹依

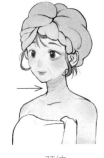

然存在；例如有些人含胸，颈背部不够挺直，在肌肉的拉扯下，就很容易出现颈纹。这些颈纹一般很难通过颈部护理来改善，但可以通过玻尿酸、脂肪填充来改善。

通过玻尿酸注射的手段来干预颈纹，这种玻尿酸产品叫"嗨体"。原理是通过大分子的玻尿酸将颈纹支撑起来。

颈纹

○ 如何避免颈部皮肤松弛？

颈部连接头部和躯干，需要进行抬头、转头等动作，故而对颈部皮肤的伸缩性和弹性提出了更高的要求。但相比于其他部位，颈部皮肤细薄脆弱，皮脂腺和汗腺的数量仅有约面部的1/3，水分流失相较面部而言会更快。加之紫外线的照射和正常衰老导致的胶原蛋白变性流失，皮下结缔组织萎缩，种种原因使得颈部皮肤变得松弛，产生皱纹，不复之前紧绷的状态。

避免颈部皮肤松弛，应做到以下几点。

应纠正不良的生活习惯。已有研究证明，长时间保持低头等不良姿势，吸烟、肥胖等因素均可加速颈部皮肤的老化，因此，保持健康的生活习惯，坚持运动是避免颈部皮肤松弛的第一步。

做好基础的护理工作，如清洁、防晒、保湿等，可有效防止光老化，减少水分及胶原蛋白的流失，延缓颈部皮肤衰老的进程。

一些医疗美容手段可有效改善颈部皮肤松弛问题。如以补充容量为主的注射填充，改善颈部肤质的中胚层治疗，放松肌肉的肉毒毒素注射，促进皮肤新陈代谢的光电治疗（射频、多极脉冲射频电磁场、CO_2点阵激光、黄金射频、1440nm激光溶脂等），均可以起到刺激局部胶原生成和（或）即时填充颈部皮肤的作用。但均需注意使用部位，且到正规医院进行治疗操作。

值得特别说明的是，在少数情况下，急性炎症皮肤损害、激素类外用药物的滥用也会导致皮肤松弛，因此建议大家在必要时前往正规医疗机构诊治，以免延误病情。

参考资料

◎ 陈晓东，黄金龙. 颈部衰老的微创治疗进展[J]. 中华整形外科杂志，2020，36（7）：817-820.

◎ 曹思佳，田亚华，于江，等. 获得性皮肤松弛症一例[J]. 中华医学美学美容杂志，2012，18（5）：393-394.

01
健康护肤基础知识

眼部皮肤的护理

○ 为何要单独护理眼部皮肤?

眼部皮肤相对特殊,主要有以下五大特点:

① 人体皮肤厚度为0.5～4mm,眼睑等部位皮肤最薄,是人体最厚部位皮肤厚度的1/5～1/3。

② 为了保持眼球湿润,我们每天都在做频繁的眨眼运动,眼部肌肤不断受到拉伸。

③ 眼部皮肤缺乏皮脂腺与汗腺的分布,天然的自我滋润能力较弱。

④ 眼部皮肤脂肪含量少,缺乏弹力纤维和胶原结构,容易失去弹性,甚至出现提前衰老的现象。

⑤ 眼周分布着高密度的神经纤维及毛细血管,受到内外因素的刺激后易导致血液循环不畅,引发眼部疲劳、色素沉积等问题。

　　基于以上的原因,眼部皮肤容易出现暗淡、松弛等现象,表现为黑眼圈、眼袋、鱼尾纹、眼角下垂等问题,因此进行适宜的眼部护理十分重要。

○ 常用的眼部皮肤护理产品

眼部啫喱、精华、膏霜等眼部日常护理产品

　　用来维稳、保湿、抗皱，可每日早晚使用，以达到眼部护理的效果。啫喱、精华类的产品质地相对轻盈，膏霜类的产品含有较多油脂，可以提供更多滋润。根据个人的肤质和产品建议进行护理。

眼膜等阶段性眼部护理产品

　　用来集中、密集地护理眼部肌肤，以达到瞬时的眼部皮肤改善效果，不建议每日使用，其大多是水剂，每日敷于眼部会加重眼部负担，使眼部肌肤免疫力下降，进而导致眼部敏感。保持每次10~15分钟，每周2~3次即可。

　　随着国内外美妆品牌在抗衰、美白等功效方面的研究发展，已有部分的原料及其成品，可抵达皮肤真皮层，起到一定的效果，建议大家选用大品牌具有成熟研发历程的眼部护理产品，以达到护理效果。

○ 黑眼圈要如何护理?

　　黑眼圈即所谓的"熊猫眼"，用以描述眼周皮肤暗淡，呈青黑色或茶黑色的现象。黑眼圈形成的机制不尽相同，表现和治疗手段也有所区别，需谨遵医嘱。

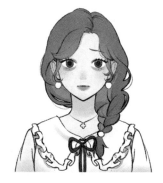

黑眼圈

黑眼圈最常见的类型之一，表现为真皮黑色素在眼周过度沉积，形成沿眶缘弧形分布的灰色或棕色区域，当人为牵拉下睑皮肤时，这一色素沉着区域会随之伸展，但颜色不会显著变淡，部分患者会随疲劳、睡眠不佳而加重，有时累及上睑皮肤。

色素性黑眼圈的产生与过度的日光暴露、药物的摄入、妊娠、哺乳、眼部手术、外伤、炎性反应后色素沉着、过度摩擦、遗传等因素有关。此类黑眼圈的治疗以去除色素沉积为主，除改善生活习惯、坚持防晒等手段之外，外用氢醌、视黄酸、壬二酸等脱色剂减少表皮黑色素含量，或外用三氯乙酸、α-羟基酸等化学剥脱剂去除表皮或真皮浅层的皮损，均可有效改善色素性黑眼圈。一些激光治疗如调Q激光、剥脱性激光、点阵激光、强脉冲光等也可显著减少表皮和真皮内的黑素颗粒。

这是引起黑眼圈的另一常见病因。由于眼部皮肤薄弱，眼轮匝肌和内含的血管、毛细血管网可透过皮肤，表现为紫罗兰色外观伴有突出的蓝色血管，尤以下睑内侧最为显著。当人为 [血管性
黑眼圈] 牵拉下睑皮肤时，这一区域会随之伸展，不伴有颜色的变淡，甚至可导致紫罗兰色加深。治疗时应以去除显露的血管为主。局部外用叶绿基甲萘醌（叶绿醌）、视黄醇、维生素C和维生素E的混合配方凝胶可在一定程度上改善下睑血流的淤滞。此外，微创手术去除眼周异常扩张的静脉，血管特异性激光靶向可破坏眼周细小毛细血管网和异常扩张的静脉，自体脂肪或软组织填充剂注射用以补充眼睑下容量，对血管性黑眼圈亦有较为理想的疗效。

[结构性
黑眼圈] 分为先天性和后天性。先天性结构性黑眼圈主要是由泪槽形成的阴影所致。泪槽俗称"泪沟"，是内眼角向外下方延伸出的眼睑部和面颊部交界处的凹陷，年龄的增长，皮下脂肪的丢失以及表面皮肤逐渐变薄均会加重泪槽的凹陷。后天性结构性黑眼圈主要由下睑皮肤松弛、眶隔脂肪膨出、水肿等原因形成的阴影组成。结构性黑眼圈在治疗上以改善结构异常为主，如利用点阵激光技术刺激胶原的重塑和新生，改善皮肤松弛；采用自体脂肪或软组织填充剂注射补充眼睑下容量；通过手术松解内侧的泪槽韧带和外侧的轮匝肌支持韧带，或去除膨出的眶隔脂肪等均是常用的解决方案。

部分患者可同时伴有以上多种类型的黑眼圈，称为混合型黑眼圈，在治疗时也应综合考虑。

○ 眼袋如何护理？

由于下睑结构松弛，眶隔脂肪膨出或下垂而形成的袋状悬垂被称为眼袋，是面部形态老化的表现之一。眼袋的形成与眼轮匝肌肥厚、皮肤松弛、脂肪过多、肌肉及韧带等组织老化有关。做好基础护肤，保持良好的用眼习惯，避免长期用眼疲劳等方式可以预防眼袋形成，而针对已经形成的眼袋，手术去除是目前切实有效的治疗手段。

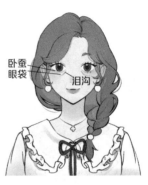

卧蚕
眼袋
泪沟

眼袋

○ 鱼尾纹如何护理？

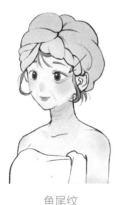

鱼尾纹

鱼尾纹指出现在双侧外眼角以外的皮肤放射状皱纹，因状似鱼尾的纹路而得名。鱼尾纹是眼轮匝肌动力性皱纹，分为动态和静态两种，动态皱纹在做大笑等表情时才能见到，静态皱纹在面部表情不夸张时也可出现。日光照射、皮肤厚度改变、皮下组织的减少及在微笑或斜视时外侧眼轮匝肌的收缩等皆可导致鱼尾纹的产生，因此，避免做出夸张的表情，做好基础的保湿、防晒等护肤工作可以防止鱼尾纹的产生。在治疗鱼尾纹方面，目前主要有两种途径：通过强脉冲光、E光、点阵激光和射频改善局部的皮肤状况，使皮肤紧缩，皱纹减少；或通过注射肉毒毒素、外科手术以减弱外侧眼轮匝肌的功能，从根本上改善或去除鱼尾纹。

○ 如何延缓眼角下垂?

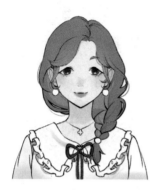

眼角下垂

除了先天发育、疾病、外伤等原因，导致眼角下垂最主要的原因是衰老导致的上眼睑皮肤胶原蛋白流失，皮肤弹性降低，松弛堆积。延缓眼角下垂也应从这些方面入手，注意日常的皮肤护理，合理饮食，避免过度用眼，放松心情，戒烟戒酒，适宜的按摩手法是最基础的抗衰手段。肉毒毒素注射可对轻度的眼角下垂有所改善，必要时还可行手术治疗。

参考资料

◎ 张明明，刘文婷，何聪芬，等. 眼部皮肤常见问题及眼部护理化妆品的发展现状[J]. 香料香精化妆品，2011（3）：46-48.

◎ 马刚，徐天华，赵荀，等. 黑眼圈的诊疗进展[J]. 中国激光医学杂志，2016，25（6）：362-367.

◎ 朱光辉，卢彬. 鱼尾纹矫正的临床进展[J]. 中国美容医学，2014，23（12）：1033-1036.

身体皮肤的护理

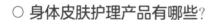

○ 身体皮肤护理产品有哪些?

起清洁作用的产品

　　浴盐、浴皂、浴油和浴液等身体清洁产品，用以清除身体的污垢、气味和角质。

起护理作用的产品

① 浴油、浴液。在沐浴中，涂抹在身上，停留洗。除了上述的清洁作用，现在很多产品还有补充皮肤浴后油脂，调理皮肤，赋香等功效。

② 体用护肤精华、乳液、膏霜，主要用于浴后皮肤护理，起到保湿、赋香和滋养肌肤的作用。

③ 浴后喷剂。这类产品主要成分为香精、润肤油、乙醇和一些营养添加剂。产品携带和使用都很方便，特别适用于运动员和旅游者。

④ 爽身粉。可使皮肤有光滑和凉快的感觉，并能暂时性吸收潮气。其冷却作用机制是滑石粉表面积很大，加大散热。

○ 瘙痒性皮肤使用护肤品应注意些什么?

导致皮肤瘙痒的原因很多,除了过敏、皮肤炎症、黄疸、糖尿病等疾病之外,情绪紧张、缺乏B族维生素、气候环境、中老年人皮肤老化导致的皮脂腺及汗腺分泌减少,以及皮肤缺水引发的原发性皮肤损伤等均可造成全身性瘙痒。

总的来说,剔除病理因素,皮肤瘙痒一般与皮肤屏障功能受损、含水量下降有关,因此在选用护肤品时应以补水保湿、修复受损屏障的产品为主,身体乳就是其中的优秀代表,而磨砂膏和碱性较强的香皂都会对皮肤的屏障功能造成不同程度的损害,不宜频繁使用。

手足皮肤的护理

○ 手足皮肤的特点

由于生理构造和日常运用的不同,手足皮肤相较于身体其他部位有自身的特点,结合这些特点,我们能够更好地进行日常护理。

手足皮肤特点

生理构造	皮肤特点	注意事项
掌跖无毛囊分布	手掌、脚底没有毛发	由于手足出油少，掌跖没有毛发保护，经常受摩擦，所以手足皮肤容易干燥皲裂。日常要注意手足皮肤的保湿，且由于皮肤厚难吸收，应该选用油性大，停留时间长的产品
掌跖部皮肤多了一层透明层，且经常受摩擦，角质层也更厚	手掌、脚底皮肤厚	
分泌油脂的皮脂腺在掌跖部位缺失	手足出油少	
手足部汗腺较其他部位丰富，但各部位有差异，手部较足部多，掌跖面较背面多	手足出汗多	手足多汗且常暴露，易沾染灰尘、细菌，应当注意日常清洁
手足位于肢体末端，血液回流慢，尤以手指、足趾末端最差	血液循环差	手足容易受外界影响，特别是秋冬季节天气寒冷干燥，应该注意防寒、防冻、防裂
掌跖皮肤中的黑素细胞密度比非掌跖部位低5倍	手足背部的色素沉着更明显，掌跖面往往较白	手部暴露在外，在紫外线的照射下容易老化，应该注意防晒；夏季穿凉鞋留下晒痕不美观，也应注意足部防晒

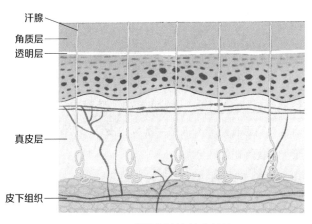

汗腺
角质层
透明层

真皮层

皮下组织

手足皮肤的基本结构

○ 常用的手部皮肤护理产品

手部皮肤的护理，也需要我们定期去角质、补水保湿和防晒。

〔 去角质类产品 〕

手部的皮肤需要定期去角质，建议选用磨砂类的膏霜来按摩去角质，尤其是关节部位。

〔 洗后护理产品 〕

保湿修护类产品较多。由于手部经常使用洗手液、皂类清洗，皮脂腺分泌油脂又少，所以皮肤表面的皮脂膜容易受到破坏，建议每次洗手后使用护手霜，选用含凡士林、霍霍巴油等固体油脂的护手产品为佳。同时搭配每周1~2次的手膜护理，可使手部肌肤更柔嫩。

〔 防晒产品 〕

手部皮肤四季裸露在外，更容易晒黑，要注意手部防晒，可适当选用一些质地轻薄的化学防晒霜，同时搭配含维生素C、烟酰胺、熊果苷等美白成分的护手产品来减淡已经形成的黑色素。

○ 什么是手膜护理?

手膜是一种用于手部的护理产品，主要有无纺布手贴膜、膏状手膜两种形式，按功能可以分为滋润保湿类、美白保湿类、抗皱保湿类和去角质保湿类4种。相较于传统护手霜，手膜的即时功效更显著，和面膜一样，能够在短时间内给手部集中滋养，有保湿、美白、去角质、抗皱、修复等功效。

使用手膜进行手部护理的过程具体如下:

第 **1** 步
清洁手部

用清洁产品洗净双手，并用温水浸泡或热毛巾湿敷10分钟左右。如果手部角质层厚，皮肤粗糙有老茧、死皮，也可以在这一步使用手部磨砂膏或去角质乳霜，按摩去除手部废旧角质，促进手膜精华吸收。

第 **2** 步
敷手膜

常见的手膜产品有两种。①无纺布手贴膜：这种手膜是用塑料加无纺布材料制成手套形状，并注入精华成分制成的，使用时像面膜一样直接贴合在手部即可。②膏状手膜：均匀厚涂在手掌及手背，轻柔按摩后包上塑料薄膜或戴上一次性手套。以上过程结束后等待15～20分钟。

第 **3** 步
手部按摩

第2步完成后，揭去手膜或所用的塑料膜、手套，将双手按摩5分钟，促进精华吸收，然后用温水洗净。

第 **4** 步
涂护手霜

将双手微微擦干，涂抹护手霜并轻轻按摩一会儿，使护手霜均匀分布在手掌手背，起到保湿及防护作用。

做完手膜护理的双手水嫩光滑，但要保持状态需要平时注意洗手和涂护手霜，一周左右可以做一次手膜护理。

○ 足部护肤产品有哪些?

不同于其他皮肤护理产品，足部护理产品的油脂含量较低，常添加淀粉辛烯基琥珀酸铝等润滑成分，或添加水杨酸等去角质成分，也常含有一些气味吸收剂、抗菌剂和抗真菌剂等，以上各成分协调作用，保持足部的干爽、润滑、无异味。

由于足底，特别是足跟角质层厚，难以渗透，因此去除废旧角质是足部护肤的第一关。含有一定浓度的角质溶解剂如水杨酸、果酸的乳霜，或是含有微细磨砂颗粒的足部磨砂膏能够去除足部废旧角质，帮助养护成分深入皮层，可以在足部清洁后使用。而对于足部皮肤干燥的问题，应该选择具有较强滋润功效的乳剂、霜剂，具备此特点的身体乳、护手霜也可以用于足部。使用乳、霜时，在足跟重点按摩，使其渗入皮肤，能够使足跟的皮肤逐渐变得光滑柔软。此外，夏天天气炎热，穿凉鞋、拖鞋，露出足部肌肤的机会也不少，在这种情况下，我们要注意足部的防晒，在足背抹上防晒霜，回家后应该用卸妆产品卸除防晒霜，也可以使用一些含有烟酰胺、熊果苷等美白成分的产品改善色素沉着。和手膜一样，现在也有对应的足膜护理及相应产品，能够针对性地进行足部补水，缓解干燥，我们也可以选择使用。

○ 足浴对健康的好处

中医有"上病取下，百病治足"的理论，足浴可刺激局部穴位、经络、反射区等，发挥疾病防治和保健的作用。

其一

足浴借助热水的浮力和温热作用，温暖双脚，缓解双脚日间行走、站立的疲惫，改善小腿水肿，给予我们舒适的感受，放松心情，改善睡眠质量。

足浴可提高局部温度，扩张血管，加快血液循环，打开毛孔，促进新陈代谢，缓解糖尿病、高尿酸血症等代谢类疾病所致的皮肤干燥、瘙痒等症状。

其二

其三　中医认为，足部是许多经脉的起点和终点，分布着许多穴位，存在着和人体各脏腑器官相对应的反射区。足浴能够刺激这些穴位、经络、反射区，调节相应脏腑功能，疏通经络，温通经脉，调和气血阴阳，促进身体的整体健康。

对于添加了中药成分的足浴，这个过程可以促进药物成分的透皮吸收。中药成分循经进入脏腑，由脏腑输布于形体官窍、肌肉四肢。结合疏经通络，发挥如利水消肿、活血止痛、健脾补肾等相应的治疗作用。

其四

参考资料　◎ 杨国彬，胡静. 中药足浴辅助治疗慢性肾脏病临床研究进展[J]. 安徽医药，2019，23（7）：1298-1301.

○ 足浴的形式有哪些?

单就足浴用的液体成分，可以分为以下3种：

> **热水足浴**　即只用40～50℃的温热水泡脚，不加入其他任何东西，或加入一点点盐，借助盐的杀菌特性，起到轻微的清洁、消毒、止痒作用。浸泡时间以泡到身体微微出汗为宜。

> **中药足浴**　即用加入中药成分的水泡脚，又分为4种情况：
> （1）用中药水煎液泡脚　用砂锅把医师开的中药熬好，加入热水中，等到水温合适，将脚浸入混合好的中药水中。这类由医师开具的处方往往针对某些疾病，能够起到治疗作用。
> （2）用中药酒/醋浸出液泡脚　根据医师的处方，将中药材在高度白酒或白醋

中浸泡一段时间，等到中药中的有效成分析出到酒或醋中，混入或不混入水，浸泡双脚一段时间。中药中的部分成分更易溶于酒或醋中，加之酒能够更好地扩张血管，醋能够杀菌去角质，因此中药酒/醋浸出液泡脚能更好地治疗某些疾病，例如局部的瘀血、足癣等。

（3）中药泡脚片、泡脚粉泡脚　由于养生观念的普及，现在有很多泡脚产品，大部分的功效在于温煦经脉，壮大人体的阳气，也有部分治疗疾病的泡脚产品，可以根据自己的身体情况和医师的建议选择使用。

（4）直接使用中药材泡脚　部分常见的中药材会被直接用来泡脚，例如艾叶、生姜、花椒等，这些药物简便易得，用热水浸泡后能够促进其中的挥发油释出，往往以温养见长。

　　另外，需要注意的是：由于某些疾病的特殊性，应当使用25～35℃的温凉水泡脚，热水不利于疾病治疗，此类情况应当谨遵医嘱。

[醋足浴]　　即用醋泡脚，可以加入一些温水。醋能杀菌抑菌，软化角质，因此能够治疗足癣，缓解脚臭。对于饱受脚臭困扰的人们来说，这种方法简便易得，可以尝试。

　　根据足浴时是否配合其他手法，足浴还能分为以下两种：

单纯泡脚

　　只是泡脚，不配合其他手法，在家就可以实现。

足疗

　　在中药足浴的同时配合按摩手法，刺激足部穴位和反射区，调节相应的脏腑经络功能。并在泡至微微汗出时，通过捏、按、推、敲等手法，按摩身体的其他部位，促进经络中气血流通，发挥药力，缓解疲劳。

○ 足跟皲裂如何护理？

　　秋冬季节天气干燥，出汗少，加上足部油脂分泌少，足跟部角质层厚，又经常与鞋袜摩擦，容易导致足跟皲裂，表现为足跟部皮肤粗糙，发紧发硬，出现裂口，形如树皮，甚至出血，伴有疼痛，影响走路，给日常生活带来不便。

　　如果出现足跟皲裂，可以按以下方式进行护理。每晚临睡前用温水将足部清洗干净后，用40℃左右的热水浸泡10～20分钟，将足跟部皮肤泡软。浸泡完后立即用干毛巾把双脚擦干，如果死皮过多，可以用小剪刀小心地将翘起发白的死皮剪去。然后在足跟部涂上厚厚一层凡士林、硅油或是含有促进愈合功效的药膏，并打圈按摩让其渗入皮肤，起到滋润保护的作用，建议在脚的其他部分也涂上一层进行防护。最后用保鲜膜将足跟部包裹，松紧适度，注意不要使局部皮肤发白或发红，影响血液流动。睡觉时不要将保鲜膜去除，白天活动时可以在保鲜膜外套上袜子，避免裂口摩擦伤得更严重。此外，如果是由于皮肤病（如足癣、湿疹等）引起的足跟皲裂，应当遵从医嘱，在对症治疗的基础上进行护理。若裂口出现红、肿、热、痛等症状，或是有液体流出、出血，则需要前往医院处理。

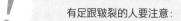

　　有足跟皲裂的人要注意：

　　首先，不要用手去撕裂开的死皮，以免使伤口扩大，如果死皮磨脚，可以在泡脚后小心剪去。

　　其次，不要穿过紧的、不光滑的鞋袜，少走路，以免摩擦脚后跟，加重症状。

　　最后，泡脚时间不要太长，水温不要过高，泡完后立刻擦干，涂上润肤油，防止水分流失。

○ 足癣如何护理？

足部出汗多，又因穿鞋袜不透气，营造了皮肤癣菌喜好的生长环境，因此足癣不易痊愈，且容易复发，日常生活中应当注意以下4点。

 ✛ 谨遵医嘱：患者一定要听从医师的治疗方案，在治疗时用足药量，外用抗真菌药的疗程通常在4～8周，一定要用足时间及频率，避免突然停药导致真菌反扑出现复发。

 ✛ 注意个人卫生：在洗脚后一定要及时擦干，避免长时间浸泡在水或其他液体中。要穿透气性好的鞋袜，给脚通风，出汗多时可以使用抑汗剂、爽身粉剂或抗真菌散剂等，改造局部环境，使之不利于真菌生长。痊愈后最好更换新的鞋袜，或将鞋袜在阳光下暴晒消毒，将抗真菌散剂撒于鞋袜上，避免再次接触致病真菌。

 ✛ 注意公共卫生：在公共浴室、健身房、游泳池等场所赤足容易接触病原菌导致感染，因此去此类场所，一定要穿好自己的鞋袜，并在离开前用抑菌沐浴剂清洗。此外，在生活中不要与他人混用毛巾、浴盆、拖鞋、指甲刀等用品，触摸外界物品后及时洗手，避免接触感染。

 ✛ 积极治疗自身其他部位的癣病（特别是甲癣），以及其他家庭成员、宠物的癣病，避免相互间传染病菌。足癣患者要避免摸脚后不洗手直接触摸其他部位，尤其是大腿内侧、屁股、嘴唇，避免将病菌带到身体其他部位，导致手癣、股癣、甲癣以及其他真菌病的发生。

参考资料

◎ 中国手癣和足癣诊疗指南（基层实践版2020）[J]. 中国真菌学杂志，2020，15（6）：325-330.

乳房的护理

○ 乳房的基本构造

男性的乳房一般不发达，女性的乳房从青春期后开始发育生长，属于第二性征。

从外表形态来看

成年未孕的女性乳房呈半球形，乳房体中央圆形的凸起为乳头，表面有乳腺管的开口，乳头周围颜色较深的一圈是乳晕，上面有许多隆起的小点，含有可以分泌脂质的乳晕腺。

从内部构造来看

乳房由皮肤、乳腺组织和脂肪组织等构成。如果将其看作一棵枝繁叶茂的大树，那么树干部分是乳头，树干上的树枝是输乳管，连接叶片的细枝部分是小叶间导管，上面是乳腺组织构成的乳腺小叶，由此呈放射状排列，包裹在丰厚的脂肪组织中。乳房深部发出多条韧带穿过乳腺小叶，连接乳房表面皮肤，支撑乳房形状，称为乳房悬韧带。乳腺癌患者的癌细胞侵犯这些韧带时会使其缩短，牵拉皮肤产生凹陷，这种改变使乳房皮肤表面看起来像橘子皮，是乳腺癌中晚期的常见体征之一。

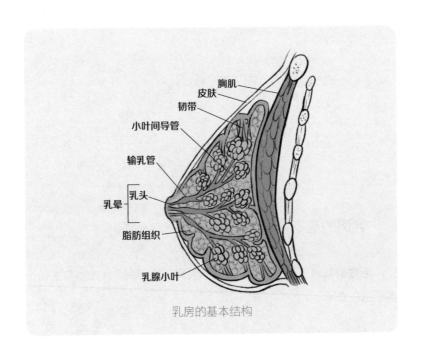

乳房的基本结构

胸肌
皮肤
韧带
小叶间导管
输乳管
乳晕 [乳头
脂肪组织
乳腺小叶

○ 造成乳房大小的原因

之前我们说了，乳房由皮肤、乳腺组织和脂肪组织等构成，从这个角度出发来看，乳房的大小主要和以下7点有关。

基因

我们的基因决定了我们的长相、身高，也极大程度上决定了我们胸部的形状和大小，同时基因也影响着激素分泌。

激素

乳房的发育需要激素刺激，尤其是雌激素和孕激素。因此，在女性的不同时期，乳房的大小会有所改变。进入青春期后，受卵巢分泌的雌激素影响，输乳管增长，乳腺组织增多，局部脂肪积累，乳房开始生长发育，直至成年后发育完成。在此期间，如果激素分泌异常，就会影响乳房的发育，导致其大小出现异常。而到了妊娠期、哺乳期，孕激素、催乳素的分泌会促使乳腺组织再生长，使乳房再度发育，更加圆润丰满。哺乳期过后，激素水平又出现变化，加上乳房营养消耗，乳房也会变小。故而激素在女性成长的各个时期均影响乳房的大小。

脂肪组织是乳房的重要组成部分，而脂肪含量的多少往往体现在体重上。在减肥后我们往往发现胸部变小了，这就是脂肪减少所带来的乳房外观改变。但也有胸部脂肪含量本来就小的致密型乳腺女性，体重变化不会带来明显的乳房大小变化。

乳房的发育虽然有赖于激素刺激，但如果没有足够的营养供给，乳房的生长也会受影响。尤其是青春期营养不良会导致乳房发育不良，故而一定要保证营养摄入充足且均衡。

运动并不会使乳房的组织含量变多，但运动可以锻炼胸部肌肉。乳房附着的肌肉越结实强壮，乳房就越坚挺，外观就越丰满。

乳房外伤、烧伤、烫伤等也会影响乳房的外观。青春期少女因身体发育羞涩或性知识不足，穿不合身的内衣使乳房发育受限也会导致乳房发育不良。

乳腺癌、乳腺囊肿等疾病会影响乳房的大小和外观。

○ 理想的胸围是多少?

丰满健美的乳房是成熟女性的标志，人们普遍认为起伏有致的乳房能够更好地体现女性优美的曲线，展现女性魅力。现代美学认为，乳房美的标准包括部位美和形态美两部分。

胸围属于乳房形态美的一部分，狭义的胸围指的是乳房最高处的围度，但乳房丰满与否的体现不

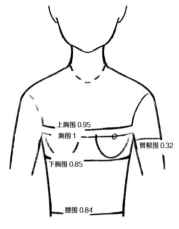

理想胸围比例示意图

只在这一处，观测乳房大小时所用的胸围有三处，分别是经腋皱襞胸围（上胸围）、经乳头胸围（常认为的胸围）、经乳房下皱襞胸围（下胸围）。理想的胸围比例范围是上胸围∶胸围∶下胸围=（0.94～1.0）∶1∶（0.83～0.87）。如果考虑整体美感，还需考虑身体其他部位的围度，如腰围、臂围等。胸腰比是人们主观意识中最能体现女性曲线的一点，理想中的胸腰比是胸围∶腰围应该在1.13～1.27。

乳房的部位美指的是乳房位置要适中。最理想的胸点高度位于肩端点高度与肘关节高度之中点，内界为胸骨旁线，外界为腋前线。两乳头距离大约为18～20cm，乳头到锁骨中线的距离为9～10cm，距乳房下边缘轮廓5.0～7.5cm。乳房的形状最好是圆锥形或半球形。由此兼具部位美和形态美的乳房是最符合大众审美的。

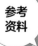

参考资料

◎ 赵想瑞. 基于逆向工程技术的青年女性胸部形态美研究[D]. 东华大学，2013.

○ 丰胸的方式有哪些?

丰胸的方式有很多，包括手术、手法、运动等。

其中广为人知的就是隆乳术，这是通过手术方式增大乳房体积，改善乳房外观的技术，包括乳房假体隆乳术、自体脂肪注射隆乳术、体外负压吸引技术。如果想要接受以上的隆乳术，均应前往有相关资质的正规医疗机构进行咨询和手术。

🕂 乳房假体隆乳术　在乳房周围的皮肤上做一切口，然后在乳腺后或胸大肌下剥离出一个空腔，再将一个填充物植入空腔内，最后缝合切口。

🕂 自体脂肪注射隆乳术　和字面上的意思相同，即吸取自身腰腹部、大腿区域等脂肪堆积处的脂肪，经过处理后注射入胸大肌下、胸大肌内、乳腺后及皮下组织等部位增加乳房体积的丰胸方法。

🕂 体外负压吸引技术　通过外部吸引装置，应用负压扩张皮肤、脂肪和乳腺组织，产生向外的牵张力，刺激乳房组织的增生，以达到增大乳房的目的。佩戴者连续10周每天佩戴至少10小时，乳房的容积平均增大50～100mL，近似于一个罩杯的大小，也可以联合脂肪组织移植用于隆乳术或乳房再造手术。

此外，中医丰胸效果也值得肯定，主要是针灸丰胸，通过针刺膻中、乳根、足三里等穴位，配合穴位埋线、走罐、按摩等手法，刺激胸部经络，催动乳房气血，使其再次生长，达到丰胸目的，安全无副作用，但一定要前往正规医疗机构接受操作。运动可以增加胸肌厚度，从视觉上使胸部变得挺拔、丰满，也是一种可以尝试的丰胸方式。

目前国家药品监督管理局尚未批准任何一种用于丰胸的药物，无论口服还是外用的丰胸产品，均存在隐患，安全性堪忧，广大爱美女性应擦亮眼睛，不要为此所迷。如果大家不想接受手术，对其他丰胸方式的效果又不满意，也可以借助外物，如利用好胸垫、文胸，同样能够起到美化胸部的作用。

参考资料　◎ 张勇，张汝凡. 乳房整形美容标准[J]. 中国医疗美容，2021，11（4）：5-16

○ 丰胸的护肤品有哪些？

根据《化妆品卫生监督条例》规定，参与生理活动或调节激素达到丰胸或减肥的按药品管理，而非化妆品；通过改善皮肤状态美化修饰皮肤的，按具体功效归为27种化妆品功效分类管理。故不存在具有丰胸功效的化妆品。此外，目前世界卫生组织和大多数医学专业组织并未批准或支持任何丰胸药物的使用。

○ 胸部发生哪些变化是需要注意的？

现代社会人们的工作、生活压力较大，加之熬夜等不良生活习惯，造成作息紊乱，导致乳腺疾病发病率逐年升高。我们可以通过定期的乳腺自查来观察胸部是否出现异常，可以记住这个口诀："一看二触三挤。"

在一面足以涵盖我们整个胸部区域的镜子前，或坐或站，抬起手臂，充分暴露胸部，仔细观察两侧乳房，进行左右对比和时间先后的对比，观察乳房的大小、形态、轮廓有没有变化或不对称，有没有不正常的突起，皮肤及乳头有没有湿疹、颜色改变、凹陷、溢液等异常变化。

站立或坐姿，左手放在头部后侧，用右手检查左乳，以指腹轻压乳房，感觉是否有硬块，从乳头开始逐渐向外做环状顺时针或逆时针方向触摸，逐渐向外，上至锁骨，下至乳房下缘，外至腋后线，内至正中线，每一寸角落均需触摸检查，最后在锁骨上下和腋窝深按滑动，感受是否有肿块、触痛、液体波动感等，并用同样的手法检查右侧。然后躺下，再次用同样的手法检查两侧。

用中等力度挤压乳头，观察是否有异常分泌物流出。

经过以上的自我检查，我们对自己胸部的情况能有大概的了解，如若发现以下异常应该及时就诊：①乳房的大小、形状发生改变；②乳头的形状（如乳头内陷）变化；③非哺乳期乳头有液体溢出；④乳房皮肤有凹陷、糜烂，甚至溃破流水；⑤乳房内有肿块或任何硬的组织；⑥出现疼痛、触痛、胀痛等不适。乳房检查至少每月进行1次，建议在月经来潮后的7～14天进行，此时乳房的情况比较稳定，容易发现异常。但是乳腺自查正常，并不能完全排除乳腺异常，对于有乳腺癌家族史、个人乳腺疾病史的乳腺癌高危人群及40岁以上的女性应当进行常规筛查，每1～2年进行1次乳腺X线检查，以确保乳腺的健康。

参考资料

◎ 乳腺自我检查三步法[J]. 江苏卫生保健，2020（8）：21.

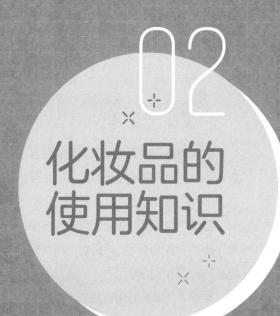

02

化妆品的
使用知识

正确认识化妆品

○ 护肤品与化妆品的区别

护肤品与化妆品是两个不同的概念，护肤品从字面意义来讲，主要是针对人体皮肤所设计的产品，也可以称作护肤化妆品或基础化妆品。化妆品则包含护肤化妆品、发用化妆品、美容化妆品等类型。

目前，国际上对化妆品尚未有统一的定义。广义上来讲，具有化妆、修饰、美化作用的产品都可称为化妆品，而狭义上不同国家对化妆品的定义不尽相同。

纵观不同国家对化妆品的定义，可以将化妆品的概念总结为以涂抹、喷洒或者类似方式作用于人体表面部位，包括但不限于皮肤、毛发、口唇等部位，起到清洁、美化、保护等作用的产品。

○ 常用护肤品的种类

常用的护肤品可以简单分为基础型护肤和功效型护肤两大类。

基础型护肤品包含清洁、保湿、防晒这三种。

根据自身的皮肤特点，以及日常生活习惯，应选择适度清洁，又不会因过度清洁而破坏皮肤屏障的清洁产品。

清洁护肤品	特性
传统皂基洁面	质地坚实，泡沫细腻丰富、绵密，脱脂力强，洗后清爽、不假滑，皮肤紧绷感明显，但对皮肤不够温和
氨基酸型洁面	主要起到清洁作用的是氨基酸表面活性剂成分，氨基酸洁面温和亲肤、清洁力适中，不会出现用后紧绷、干燥等情况，更加适用于中性及干性肌肤
APG型洁面	含有烷基葡糖苷，兼具高温和性与强脱脂力，更加适合油性肌肤
卸妆水	主要功效成分为表面活性剂，配合保湿等成分，快速卸除彩妆。使用方便，无须乳化，用后肤感清爽，但清洁力较弱，适宜卸除淡妆，对防水防油的彩妆不易卸除。针对眼部、唇部的卸妆，有水油双层体系的专业卸妆产品，兼具油相的清洁效果与水相的清爽感
卸妆油	主要功效成分为油脂，根据相似相溶的原理，以油溶油，达到去除彩妆的效果。使用时需与水进行乳化，卸妆能力强，更适宜浓妆，但肤感较为厚重

保湿不是补水，主要是通过保湿剂成分，维持或者增加皮肤角质层含水量。应科学地保湿，不能过度叠加产品使用，否则容易造成皮肤过度水合，破坏角质层；也不能忽略保湿，否则易造成皮肤干燥、痤疮，引发细纹等皮肤问题。

保湿护肤品	特性
乳液	黏度较低，通常更为清爽，适合油性肌肤使用
面霜	黏度较高，油脂含量更高，流动性较差，更为滋润，适合干性肌肤使用
精华	通常流动性大，保湿效果偏低
面膜	可以起到即时快速保湿的效果

防晒是必不可少的护肤步骤。除去自然衰老对皮肤的影响，紫外线对皮肤的影响更是不容小觑，它不仅会使皮肤变黑、粗糙，更会使皮肤衰老，也就是光老化。防晒产品可以帮助皮肤抵御紫外线，减轻其对皮肤的影响。

防晒护肤品	特性
纯化学防晒产品	质地轻薄、油润；防晒时间有限，需要定时补涂；有刺激风险
纯物理防晒产品	质地厚重，难涂开，泛白，使用感差；较为安全，建议儿童、孕妇使用
物化结合防晒产品	结合前两者优点，降低了化学防晒剂的添加量，刺激风险低

功效型护肤主要包括美白祛斑、控油、舒缓、抗皱等，产品通常为水、精华、乳液、面霜、面膜这几种剂型，添加不同功效成分。在做好基础护肤后，根据不同的需求选择相对应的产品。

功效型护肤品	特性
美白祛斑	添加维生素C、烟酰胺、377、熊果苷、氨甲环酸（传明酸）等成分，使皮肤颜色变浅，减淡色斑，均匀肤色
控油	添加金缕梅、乳糖酸、烟酰胺、锌离子等成分，调节皮脂腺分泌，减轻油光
舒缓	添加马齿苋提取物、尿囊素、甘草酸二钾、红没药醇等成分，舒缓皮肤，减轻皮肤泛红、刺痛
抗皱	添加乙酰基六肽-8、维生素A、羟丙基四氢吡喃三醇（玻色因）等成分，减轻或预防皱纹

◎ 李配配，王敏. 化妆品抗皱原料研究进展[C]//中国香料香精化妆品工业协会. 第十一届中国化妆品学术研讨会论文集. 北京：中国香料香精化妆品工业协会，2016：131-135.

◎ 赵冰怡，丛琳，刘海勇，等. 浅谈新法规形势下常用美白剂的原理和组合搭配[J]. 当代化工研究，2021（12）：38-41.

◎ 张凤兰，吴景，王钢力，等. 祛斑美白类化妆品中美白功效成分使用现状调查[J]. 中国卫生检验杂志，2017，27（20）：3012-3015.

○ 什么是特殊化妆品？

依据我国现行的《化妆品监督管理条例》，用于染发、烫发、祛斑美白、防晒、防脱发的化妆品以及宣称新功效的化妆品为特殊化妆品，除此之外的化妆品为普通化妆品。特殊化妆品因具有较高的风险，相较于普通化妆品的审批更为严格，流程更加复杂，且产品标签上应标注"国妆特字"或"国妆特进字"的批准文号，这个"特"字是特殊用途化妆品的一个重要标志。消费者可以更加直观地辨别特殊化妆品与普通化妆品，避免买到假冒产品。

○ 护肤品是不是越贵越好？

护肤品的价位由研发费用、原材料成本、销售成本、管理以及行政费用等多种因素共同决定。其中，品牌营销与市场推广等费用通常占了护肤品利润的一半，而真正决定产品使用效果的则是内容物，但内容物成本远远低于其成品售价。

当皮肤处于年轻状态时，使用简单的清洁、保湿、防晒三大基础护肤产品即可。随着年龄的增长以及外界环境的刺激，皮肤状态下降，对护肤品的需求提高，需要抗衰、抗皱、美白、祛斑等功效型护肤品。功效护肤品的原料价格、研发成本往往高于基础护肤品，因此功效护肤品的售价也相对较高。

决定护肤品使用效果的不仅在于产品的成分与技术，更在于使用的产品与皮肤的匹配程度。

○ 使用化妆品可能会出现哪些问题？

过度清洁

皮肤表面附着一层主要由皮脂腺分泌的油脂、汗腺分泌的汗液以及角质形成细胞产生的脂质一起乳化形成的皮脂膜。皮脂膜可以抵御外界有害刺激，同时具有保湿作用，防止皮肤水分过度蒸发，维持皮肤含水量处于正常水平。若洁面产品使用不当，会损伤皮脂膜，导致皮肤免疫力下降、锁水功能减弱，造成干燥、易敏感等问题。

激素依赖性皮炎

激素依赖性皮炎，俗称"激素脸"，是由于长期使用掺杂了皮质类固醇激素的护肤品造成的。部分不良商家将激素掺入"三无"产品中，提高产品的功效。这类护肤品见效快、效果明显，一旦停止使用，皮肤就会出现红肿、灼热感、瘙痒、干燥等症状，严重影响消费者的身心健康。

重金属危害

部分假冒伪劣产品为了增强化妆品功效而违规添加重金属元素。例如添加铅可以促进皮肤吸收效果；添加汞可以减少黑色素，起到美白功效。但长期使用重金属超标的化妆品，会导致皮肤色素异常、皮肤炎症、头晕目眩，损害人体中枢神经系统，引起心力衰竭等严重问题。

化妆品痤疮

使用化妆品后引起的闭口痤疮等问题，也就是俗称的"闷痘"。这主要是由于化妆品中的致痘成分，例如鲸蜡硬脂醇、肉豆蔻酸异丙酯、霍霍巴油、异十六醇、棕榈酸异丙酯、橄榄油、凡士林等，以及固体颗粒成分堵塞毛孔所导致的。

化妆品刺激性皮炎

通常表现为使用化妆品的部位出现疼痛、灼烧感、干燥性红斑、皮屑等症状，一般在初次使用某种化妆品时即可出现，主要是由于使用低劣或者过期化妆品所致。

化妆品过敏

通常在使用某种化妆品一段时间后，皮肤出现红斑、疼痛、丘疹、水疱等问题，这是由于化妆品中的某些成分引起了身体的过敏反应。能够引发此反应的化妆品成分包括香料、防腐剂、乳化剂、抗氧化剂、防晒剂、植物添加剂等。其中，常见的易致敏香精香料有香叶醇、柠檬醛、己基肉桂醛、香茅醇、香豆素、芳樟醇等，易致敏的防腐剂有咪唑烷基脲、甲基异噻唑啉酮、对羟基苯酸甲酯、对羟基苯甲酸丙酯等。

○ 如何阅读化妆品的说明书？

在化妆品的说明书或外包装上，通常印有化妆品的全部信息，以国产化妆品为例，包括产品名称、功效、成分、使用方法、注意事项、保存条件、备案公司、生产企业、化妆品生产许可证编号、执行标准、产品执行标准编号、产地、生产批号、限使用日期、净含量等信息。

消费者阅读化妆品说明书应注意以下4项：

批准文号

国产普通化妆品，应标有"妆字号"批准文号，为"省、自治区、直辖市简称+G+妆备字+4位年份数+6位本行政区域内的发证顺序编号"；特殊用途化妆品，应标有"特字号"的批准文号，国产特殊用途化妆品的批准文号格式为"国妆特字G+（年份）+4位顺序号"，进口特殊用途化妆品批准文号格式为"国妆特进字J+（年份）+4位顺序号"；进口普通化妆品产品，应标有"进字号"批准文号，"国妆备进字J+（年份）+4位顺序号"。

成分

① 是否使用温和、低刺激的防腐剂，应尽量避免含有尼泊金酯类的防腐剂，如羟苯甲酯、羟苯丙酯等。

② 是否含有易致敏的香精香料，如香茅醇、柠檬醛、苯甲醇等。

③ 是否有敏感肌需要注意的成分，如乙醇、二苯酮-3、水杨酸、香精等。

④ 是否有孕妇慎用的成分，如水杨酸、视黄醇等。

⑤ 化妆品的禁用成分不能作为原料添加到化妆品中，我国化妆品禁用成分有1300多种，常见的有米诺地尔、氢醌、苯酚、石棉、视黄酸、铅、铬、抗生素类等。

⑥ 化妆品的限用成分只有在一定限制条件下才能作为化妆品的原料使用，如水杨酸最高添加量不能超过2%。

使用方法

由于部分强功效型成分对皮肤较为刺激，使用前应当详细阅读使用说明，确认正确的使用方法，如水杨酸、果酸、视黄醇等成分，需建立皮肤耐受度，高浓度、高频次使用易造成脱皮、泛红等皮肤问题。

保质期及开封后使用期限

化妆品具有保质期和开封后使用期限两个日期，应当于保质期前、开封后使用期限内使用完成。否则产品易出现变质、分层、液体析出等问题，不建议继续使用。

○ 纯天然就一定安全吗？

纯天然不等于安全。现在，商家抓住大众偏好天然制品的心理，大肆宣传"纯天然、绿色、100%植物提取"等概念，促使消费者购买产品。即使真的如宣传中所说，100%从植物中提取的物质，但是提取物本身并不是单一成分，而是由很多成分混合而成的，就像我们的血液中有血浆、红细胞及其他物质一样，提取物中可能包含目前对皮肤尚未有明确作用机制的成分，容易引起皮肤过敏。部分纯天然产品在提取、杀毒杀菌等制作过程中，工艺不完善（"三无"产品），可能残留有对皮肤有害的物质，造成皮肤感染、重金属超标等问题。

维生素类在化妆品中的应用

维生素是维持人体正常发育和生理功能所必需的、需求量极小的一类化合物。在人体中无法合成或合成量小，主要通过食物摄入进行补充。当皮肤缺乏某种维生素时，就会出现肤色暗淡无光、干燥粗糙等问题。但内服维生素经消化系统后，皮肤只能吸收一小部分。20世纪80年代后，维生素开始应用于化妆品中，直接作用于皮肤，起到提亮肤色、延缓衰老等效果。对头发和指甲亦可起到保护、调理等作用。

目前在化妆品中广泛应用的维生素包括维生素A、维生素B₃、维生素B₅、维生素C、维生素E、维生素D等，其中维生素A、维生素D、维生素E为脂溶性维生素，更易被皮肤吸收利用。但维生素对光和热的稳定性差，对皮肤刺激性大，因此进行改进，合成了新的维生素衍生物，并将其广泛应用于化妆品中。

○ 维生素A

维生素A呈现淡黄色，为脂溶性维生素，作为功效成分添加于乳液、膏霜等具有一定油相成分的剂型中，通常为淡黄色质地，肤感油润。

维生素A及其衍生物在皮肤上真正起作用的成分为视黄酸，与视黄酸受体蛋白结合，刺激皮肤再生，改善皮肤衰老问题。但是，视黄酸刺激性强，禁止直接添加在化妆品中。然而，视黄醛、视黄醇、视黄醇酯类化合物可被皮肤表面的酶转化为视黄酸，进而作用于皮肤，所以通常使用视黄醇和视黄醇酯类化合物添加于抗衰化妆品中，具备皮肤渗透性，可被皮肤吸收利用。

维生素A及其衍生物在转化过程中的功效活性不同，视黄酸>视黄醛>视黄醇>视黄醇酯类化合物，对皮肤的刺激与功效活性成正比，也就是刺激性越大，活性越强。视黄醇及视黄醇酯类化合物在化妆品中具有如下功效：

⋅⊢ 祛皱

视黄醇及视黄醇酯类成分能够刺激表皮角质形成细胞生成，缓解年龄增长导致的皮肤变薄症状；促进胶原蛋白和弹力纤维的生成，同时减少胶原蛋白分解老化，使得皮肤平整、有光泽。

⋅⊢ 对抗光老化

长期暴露于日光下，UVA、UVB辐射过度会激活基质金属蛋白酶（MMP），损伤胶原蛋白，使弹力纤维变性，导致皮肤粗糙、松弛，出现皱纹，加速皮肤老化。视黄醇及视黄醇酯类成分可以抑制基质金属蛋白酶活性，减轻对胶原和弹力纤维的伤害，预防光老化。

✛ 祛痘

调节已经角化的角质形成细胞脱落，效果堪比化学剥脱，达到平滑皮肤的效果。视黄酸多用于药用乳膏中，起到消炎、治疗痤疮、脂溢性皮炎、角化性皮肤病等疾病的作用。

✛ 美白祛斑

视黄酸剥脱废旧角质的同时可以促进表皮黑色素代谢，也有抑制酪氨酸酶活性，进而抑制黑色素形成的功效，起到改善皮肤色素沉积，提亮美白的作用。

参考资料

◎ 宋国艾. 维生素与化妆品[C]//2002年中国化妆品学术研讨会论文集. 2002：261-265.

◎ 刘美玲，吕春晖. 维生素及其衍生物在化妆品中的应用[J]. 江西化工，2015（2）：7-8.

◎ 赵冰怡，丛琳，李雪竹. 视黄醇及视黄醇酯类在化妆品中的应用研究[J]. 当代化工研究，2020（18）：112-116.

◎ 张良芬. 外用维生素A在皮肤科的重新应用[J]. 国外医学. 皮肤性病学分册，2001（5）：301-302.

○ B族维生素

在化妆品中常见的B族维生素为维生素B_3、维生素B_5以及维生素B_6。

〔 维生素B_3 〕

维生素B_3即烟酸，在体内可被转化为烟酰胺，是一种多功能的水溶性维生素，性质稳定，被广泛应用于美白化妆品，并且在保湿、控油方面有显著效果。烟酰胺及其衍生物的美白机制：一方面抑制黑色素的转运，阻止黑色素向角质层堆积，从而达到美白的效果；另一方面促进皮肤更新，促进含有黑色素的角质形成细胞脱落。烟酰胺不仅具有美白功效，而且可以改善皮肤屏障功能，促进皮肤微循环，减少自由基对皮肤的损伤，提高胶原蛋白合成速度等。

维生素B₅

维生素B₅也称泛酸，性质稳定，易穿透角质层，具有保湿功效，常作为保湿剂、皮肤调理剂应用于护肤品中，可改善皮肤粗糙，增加皮肤弹性。泛酸还具备保护皮肤屏障的功能，多用于一些修护功效的护肤品中。泛酸在洗发护发产品中也被广泛应用，作为头发调理剂，可以增强头发的强韧度、头皮的保湿力，改善头皮屏障，保持头发柔软，修复因烫染导致的头发损伤。

维生素B₆

维生素B₆也称吡哆素，可作为皮肤调理剂，调节皮脂腺的活跃度，降低皮脂分泌量，改善皮肤炎症等问题。多用于头皮护理产品，具有改善头皮油脂分泌过多，去屑止痒的作用。

其他B族维生素

除了维生素B₃、维生素B₅、维生素B₆在化妆品中应用较为广泛外，其他几种B族维生素在化妆品中也有所应用。

其他B族维生素在化妆品中的应用

其他B族维生素	化妆品原料名称	应用
维生素B₁	硫胺素盐酸盐	抗糖化，皮肤调理剂
	硝酸硫胺素	乳化稳定剂，调节pH值
维生素B₂	核黄素	抗氧化，皮肤调理剂
	核黄素磷酸酯钠	皮肤调理剂
维生素B₇（维生素H）	生物素	控油，头发调理剂
维生素B₉	叶酸	抗衰老，促进吸收
维生素B₁₂	钴胺素	皮肤调理剂

参考资料

◎ 王丹，朱小梅. B族维生素检测方法及其使用[J]. 食品安全导刊，2019（15）：103.

◎ 芮元元，李倩. B族维生素与临床相关疾病的研究进展[J]. 沈阳医学院学报，2021，23（2）：173-176.

◎ 胡景. 家族庞大的B族维生素，您了解吗？[J]. 养生大世界，2020（2）：44-48.

◎ 孙志浩. 泛酸系列产品生产、应用现状及展望[J]. 化工科技，2004（5）：43-47.

〇 维生素C

维生素C，也称抗坏血酸，作为一种水溶性抗氧化剂，易被氧化，性质不稳定，应用于化妆品中开封后易失活，长期放置颜色变黄加深。因此，化妆品中更多采用维生素C的衍生物，包括维生素C磷酸酯类、维生素C棕榈酸酯类、维生素C乙基醚、维生素C葡萄糖苷等成分。

维生素C及其衍生物的作用原理：一是具有强还原性，对酪氨酸生成的黑色素中间体具有还原作用，阻止黑色素的生成；二是可以清除自由基，促进皮肤胶原蛋白的合成，起到抗衰老的功效；三是维生素C虽不属于防晒剂范畴，但可以起到一定的光保护作用，预防紫外线对皮肤的损伤。

参考资料

◎ 闫世梁，史小利，户言峰，等. 维生素C衍生物的合成与研究[J]. 低碳世界，2018（5）：357-358.

◎ 吕凤. 维生素系列之维生素C（抗坏血酸）[N]. 中国医药报，2021-10-19（007）.

◎ 杜亚威，杨文玲，刘红梅. 维生素C磷酸酯衍生物的制备及其在化妆品中的应用[J]. 香料香精化妆品，2007（1）：26-29.

◎ 谷雪贤. 维生素C衍生物的制备及其在化妆品中的应用[J]. 化学试剂，2011，33（4）：325-328.

○ 禁用的维生素D

维生素D主要应用在医药行业，摄取不足会造成小儿佝偻病、成人软骨化症、老年骨质疏松症等问题，但维生素D_2、维生素D_3为化妆品禁用物质。所以，即使是对人体有益处的维生素，也不都是对皮肤有好处的。

○ 维生素E——生育酚类

维生素E在《已使用化妆品原料目录（2021年版）》中标注为生育酚，作为一种脂溶性维生素，易被皮肤吸收。但生育酚性质较不稳定，实际应用的多为其衍生物，包括生育酚乙酸酯、生育酚磷酸酯等。其作为强抗氧化剂和自由基清除剂，是化妆品配方中最常见的物质之一。生育酚可以增加皮肤含水量，提高保湿性能，防护光损伤，延缓皮肤衰老，改善皮肤粗糙，亦对生发、养发有效果。唇膏中也常添加维生素E防止其中所使用的油脂酸败。

参考资料

◎ 朱圣东，吴迎. 天然维生素E的制备及其在化妆品中的应用[J]. 日用化学工业，2001（6）：63-64.

保湿问题

×

○ 为什么皮肤需要补水？

正常皮肤的表面，有角质层以及皮脂膜的保护，可以减少水分的流失。同时角质层及皮脂膜有滋润皮肤的作用，使皮肤不易干燥并且能抵御外界环境对皮肤的损伤。当角质层受到破坏或皮脂膜功能减退，造成角质层含水量降低时，就会有皮肤干燥的感觉，这时候就需要给皮肤补水。

> **导致角质层破坏或皮脂膜功能减退的常见原因有以下4种：**
>
> ① 外界环境干燥，经皮水分流失增多。
>
> ② 清洁过度，角质层被破坏导致皮肤屏障功能减弱。
>
> ③ 年龄增长，皮脂腺、汗腺功能衰退，汗液及皮脂分泌减少。
>
> ④ 正常清洁皮肤后，皮脂膜受到一定程度的破坏。

但是，补水需要适度，若补水过多，皮肤长期处于高水合状态下，角质层会肿胀脱落，皮脂腺分泌功能也会被抑制，皮肤的屏障功能反而会受到损害。所以补水很重要，但不是越多越好。

○ 补水方式有哪些?

补水主要有内源性与外源性之分。

内源性补水主要是指消化道摄入水分后,在小肠吸收,然后由血液循环输送到皮肤的不同层次,形成水分的梯度分布,维持角质层的水合状态。所以,喝水很重要!正常成年人每日所需的饮水量大概在2000mL,若长期饮水不足,全身皮肤都会出现干燥的现象。

外源性补水包括表皮补水及真皮补水。表皮补水主要是指外用一些补水保湿的产品,增加角质层的含水量,达到补水的作用,此类产品中需要加入含有脂质结构的成分,可以使产品的锁水功能增强,而水分和水溶性成分一般不能通过皮肤吸收。因此,补水喷雾等仅含有水这单一原料的产品,使用时仅仅是起到即时效果,并不能将水补充进皮肤内。而真皮补水主要是指通过注射或微针的方式将保湿的产品补充到真皮层,从而起到真皮补水的作用。

○ 补水与保湿的区别

⊹ 补水

补水只是宣传上的概念,皮肤深层含水量基本上处于恒定状态,并不需要进行补充,因此不存在通过化妆品达到皮肤深层补水的效果。而市面上常见的化妆品通常是利用角质层的渗透功能,将皮肤外部的水分补充进角质层内,例如使用面膜或喷雾的确可以快速提高表皮含水量,使皮肤看起来更加水润,但效果只能维持1～2个小时。

保湿主要为维持或者增加皮肤角质层的含水量，即防止皮肤内水分流失并吸收外界水分以保证皮肤具有一定的含水量。皮肤保湿可以分为内源性保湿和外源性保湿。完整有效的保湿不仅在于外源性的补充，内源性的提升同样重要。内源性保湿是通过表皮、真皮中的水合成分保持角质层中的水含量，主要包括：①角质形成细胞中的天然保湿因子；②水孔蛋白（水通道蛋白）AQP3转运水分子和甘油；③有序排列的角质形成细胞间质形成屏障，防止经皮水分流失。

年龄增长、皮肤屏障损伤、外界环境变化、紫外线刺激等，都会对内源性保湿造成负面影响。外源性保湿则是封闭性和保湿性两种机制，封闭性成分会在皮肤表面形成一层薄膜，防止皮肤水分流失，保湿性成分可以从皮肤或外界吸收水分、保持水分。

参考资料

◎ 张雨彤，宋阳，吴华，等. 化妆品植物原料（Ⅲ）——在保湿化妆品中的研究与开发[J]. 日用化学工业，2021，51（5）：383-389.

○ 保湿的成分有哪些?

┼ 多元醇 ───●

多元醇作为化妆品中最常见的保湿成分，可从环境中吸收水分，主要是在皮肤表面形成一层保湿膜，防止皮肤水分流失，达到保湿的目的，包含甘油、丙二醇、1，3-丁二醇、聚乙二醇等。

多糖

主要来源于植物，具有水合吸湿性，帮助皮肤保持水分，包括燕麦 β-葡聚糖、海藻糖、芦荟多糖等。

神经酰胺

一种天然存在于皮脂中的成分，与甘油相比，具有更好的吸收和保持水分的能力，还可以促进皮肤自我屏障修复，改善皮肤水分流失。

透明质酸

也就是玻尿酸。透明质酸可以吸收约自身1000倍的水，是一种非常高效的保湿成分。透明质酸可以根据分子量大小的不同，分为高、中、低、超低等不同种类，分子量越小，越易被皮肤吸收利用，分子量越大，越易在皮肤表面形成一层薄膜，对皮肤起到保护作用。

油

包括植物油脂和动物油脂，可以在皮肤上形成一层薄薄的油脂薄膜，帮助皮肤锁住水分，如坚果油、橄榄油、霍霍巴油、葵花籽油、马油等。

参考资料

◎ 胡玄，易阳艳. 天然保湿剂的分类及临床应用前景[J]. 中国皮肤性病学杂志，2019，33（2）：231-235.

◎ 叶少玲. 化妆品用保湿剂的特点及应用[J]. 广东化工，2019，46（23）：59-60.

◎ 李楚忠，高红军，丛琳. 天然植物保湿成分在护肤品中的应用概况[J]. 日用化学品科学，2014，37（7）：24-26.

○ 浴后用什么护肤品？

沐浴时，水温过高、搓澡、使用清洁力强的沐浴露都会造成皮脂减少，而皮脂减少皮肤就会出现干燥、粗糙、皮屑等问题。夏季洗澡频繁，也会引起皮肤干燥，因此，建议干性肌肤人群夏季沐浴后使用质地轻薄的身体乳。由于身体部位的皮肤皮脂腺分泌较面部皮肤少，建议选择滋润效果更好的身体乳，例如以牛油果树果脂、霍霍巴油、角鲨烷等为主的产品，或添加甘油、透明质酸、生育酚（维生素E）、神经酰胺等保湿、润肤成分的产品。

除皱问题

○ 面部和颈部皱纹是如何形成的？

面颈部出现皱纹可以视为皮肤开始衰老的表现，那面颈部皱纹是如何形成的呢？常见的原因有以下3种：

〔 年龄因素 〕

这是所有导致皮肤衰老的因素中唯一不可避免的，一般认为从25岁以后，皮肤便开始衰老了。随着年龄的增长，骨骼和肌肉的萎缩使其对皮肤的支撑作用减少，皮肤变薄，水合能力降低，弹性变差，加上重力的原因使皮肤松弛下垂，从而出现皱纹。

面部有大约43块表情肌，各肌或肌群之间的运动完美配合，使得表情丰富。但在表情肌长期的收缩牵拉作用下，在垂直于表情肌收缩的方向上，就会出现皮肤的皱纹，一般随着表情开始而出现，表情结束而消失的称之为动态纹，反之称为静态纹。常见的皱纹类型有抬头纹、皱眉纹、鱼尾纹等。

体位性皱纹

颈部的皮肤较为宽松，以适应颈部完成各种生理活动。当皮肤处于松弛状态时，自然形成宽窄、长短和深浅不等的皱纹，当皮肤被拉紧时，皱纹也随之消失。随着年龄的增长以及颈阔肌的长期运动，颈部皱纹会逐渐变深且增多。

此外，身体的健康状况，如营养失调、精神紧张、睡眠不足、环境因素、抽烟及刺激性饮食，迅速减肥或缺乏锻炼，以及不良的表情习惯等都会加速皮肤的衰老，出现面颈部的皱纹。

参考资料

◎ 裘名宜. 美容医疗技术[M]. 北京：科学出版社，2006：08.

○ 除皱化妆品中的功效成分

视黄醇

视黄醇及其衍生物具有皮肤渗透性，刺激表皮角质形成细胞生成，增加表皮厚度，减缓由于年龄增长造成的皮肤变薄问题，改善角质层，使皮肤光滑平整。另一方面可抑制分解胶原蛋白的酶，维持胶原蛋白，同时促进胶原蛋白、弹力纤维生成，起到支撑皮肤，减淡皱纹的作用。

胜肽是一种小分子蛋白质，于人体内天然存在。在化妆品中主要用到三类胜肽：

① 促进胶原蛋白、弹力蛋白合成的胜肽，如棕榈酰五肽-3、棕榈酰三肽-1、棕榈酰五肽-4等。

② 类似肉毒毒素作用机制的胜肽，可以阻断局部神经传递收缩信号，使肌肉放松，抚平皱纹，也称类肉毒素，如乙酰基六肽-8、五肽-3等。

③ 络合物铜胜肽，促进胶原蛋白合成，加速皮肤屏障修复，如蓝铜胜肽。

羟丙基四氢吡喃三醇（玻色因）

可以修复皮肤屏障，增加皮肤紧致度，改善皮肤弹性，淡化皱纹。

○ 除皱的方式

目前除皱的方法主要有光声电治疗、肉毒毒素局部注射、局部填充、线雕、手术、针灸等。

[光声电 治疗] 光声电治疗主要包括强脉冲光、各类激光、射频、超声刀等治疗方式，是目前热门的除皱治疗方式，各种方式基本上都是以热效应为主要作用基础，差异在于作用深度及效能不同。

"光"主要包括强脉冲光以及各类激光（CO_2点阵激光、Er:YAG2940nm激光、Nd:YAG1064nm激光等），主要以选择性光热作用为理论基础，作用于皮肤组织时瞬间产生极高能量，通过将表层皮肤组织汽化，使皮肤变得光洁、细嫩，较深的纤维组织因其热作用而发生纤维重组，纤维组织收紧并恢复弹性，达到皱纹消除的目的。

"声"主要指超声刀，超声刀是利用超声聚焦技术，将超声波的能量分散穿过皮肤，在皮下的SMAS筋膜层聚焦，焦点处瞬间温度提升至68～73℃，因热作用组织收缩、肿胀，起到提拉筋膜层悬吊的效果，同时可以刺激胶原蛋白再生，修复受损断裂的纤维组织，达到改善肤质，恢复皮肤及组织弹性，除皱紧肤的目的。

"电"主要是指射频技术，射频是一种高频交流电磁波的简称，作用于皮肤后产生的大量热能，促使胶原纤维收缩，胶原蛋白的合成增加，从而起到改善皮肤松弛，改善皱纹的作用。

总体来讲，"光声电技术"各有优势，强脉冲光及各类激光较适合细小及早期皱纹的改善，治疗时疼痛较轻，费用稍低，而超声刀和射频技术适合皱纹较明显且伴皮肤松弛患者的改善，治疗中会有不同程度的疼痛，总体费用偏高。

> 肉毒毒素
> 局部注射

目前A型肉毒毒素是美容整形领域进行皮肤除皱的常用注射药物。A型肉毒毒素是一种神经毒素，能阻断神经介质的传递，抑制乙酰胆碱向运动神经末梢的释放，产生钙离子拮抗效果，抑制肌肉收缩，降低肌张力，使肌肉麻痹松弛后达到消除面部皱纹，使面部年轻化的效果，适合动态性皱纹的治疗。研究表明，局部注射A型肉毒毒素无严重不良反应发生，偶有出现头晕、皮肤瘙痒、局部红斑等不良表现，经过对症治疗后也会很快消失。A型肉毒毒素的最佳有效时间是6个月，如果需要长期维持面部年轻化，需要重复多次注射，但A型肉毒毒素会抑制纤维细胞的增殖活动，减少胶原蛋白的合成，反复注射会使效果降低。另外，停止注射A型肉毒毒素后不会加剧衰老，而是恢复到原有状态。注射后需避免过度及夸张的表情，以免加重表情纹，使除皱效果维持更长时间。

> 局部填充

局部填充除皱是指用不同的填充材料对造成皱纹的缺失组织（胶原、弹力纤维及自体脂肪等）进行补充，适用于静态性的皱纹或皱褶，常用的填充材料有自体脂肪、胶原类、胶原蛋白刺激物（少女针主要成分）、爱贝芙、透明质酸钠、骨水泥、聚左旋乳酸（童颜针）等。不同材料因其不同的性质，注射方式、适宜部位、用量选择有所区别，需要在专业的机构中进行治疗。

> 线雕

线雕是指在局部麻醉下将几条可吸收的螺纹锥体线植入面颊和下颌缘，刺激成纤维细胞活化和胶原蛋白的产生，达到提升和收紧皮肤的目的，具有手术时间短、切口小或无切口、术后恢复快等优点。但其对面部矫正的最大效果、手术结果的持久性，以及是否存在长期并发症等尚不清楚，目前尚不建议将其作为传统除皱手术的替代方案。

[面部除皱
手术]　　面部除皱手术又称拉皮手术或面部提紧术，是指通过手术将面部松弛的皮肤向后向上提紧，切除多余的皮肤，以达到除皱效果。目前常用的是第四代技术，即多层次面部上提术，该术式在面中部老化的矫正中效果卓著，并具有良好的长期效果。手术除皱常有一些并发症，常见的有血肿、神经损伤、皮肤坏死、脱发、耳畸形等。

[针灸疗法]　　针灸除皱是以中医学经络学说为基础，应用针灸的各种方法来刺激经络穴位，以平衡机体的气血阴阳、调节脏腑器官的功能达到除皱养颜目的的方法，主要治法包含毫针刺法、针刀疗法、微针疗法、穴位埋线、温灸、刮痧治疗等。各种治法可单用亦可联合使用，以标本兼治、调内治外为原则，远端与皱纹局部配合取穴，通过"皮部－络脉－经脉－脏腑"的输送通路改善局部皱纹，并可同时治疗中医兼证，临床使用安全有效。

参考资料

◎ 曾三武，纪黎明. 激光除皱的治疗进展[J]. 国外医学皮肤性病学分册，2003，29（5）：279-281.

◎ 刘中林. 超声刀在中下面部美容术中的应用体会[J]. 中国医疗美容，2016，6（7）：2-4.

◎ 刘阳子，杨柠泽，王志军. 射频除皱技术的原理及研究进展[J]. 中国美容整形外科杂志，2015，26（2）：112-114.

◎ 刘小峰，李吉民. 玻尿酸颏部填充联合A型肉毒毒素注射咬肌、颏肌在重塑下面部轮廓应用中的临床效果观察[J]. 医学美学美容，2019，28（22）：15-16.

◎ 黄德玉，王媛. A型肉毒毒素除皱效果及不良反应临床观察分析[J]. 医学美学美容，2019，28（20）：1-2.

◎ 韩洪军. A型肉毒毒素在面部除皱年轻化中的应用效果分析[J]. 健康大视野，2020，8（16）：35.

◎ 刘鹤，袁强，胡芹宝. 注射用A型肉毒毒素在面部年轻化中除皱的效果[J]. 中外医学研究，2019，17（17）：132-134.

◎ 徐靖宏. 面部注射除皱和塑形的新进展[C]//第4届中国美容与整形医师大会论文汇编. 2007：3.

◎ VILLAMT, WHITELE, ALAMM, et al. Barbedsutures: Areviewoftheliterature[J]. Plast R econstrSurg, 2008, 121(3):102e-108e.

◎ TAVARESJP, OLIVEIRACACP, TOR RESRP, et al. Facia lthreadliftingwithsuturesuspension[J]. BrazJOtorhinolaryngol, 2017, 83(6):712-719.

◎ 刘阳, 赵延勇. 面部手术除皱的研究进展[J]. 组织工程与重建外科, 2021, 17（5）：450-452.

◎ 潘霏, 阳仁达. 浅谈针灸除皱的优势[J]. 湖南中医杂志, 2015, 31（12）：94-95.

◎ 薛凯阳, 崔瑾. 针灸除皱的现状分析[J]. 贵州中医药大学学报, 2021, 43（6）：74-78.

祛痘问题

○ 痤疮的形成原因

痤疮是一种常见的损容性皮肤病，好发于15～45岁的青年男女，好发于面部、前胸、背部，主要表现为红色的丘疹、结节等，又被称为"青春痘"。进入青春期后，体内雄激素水平增高，对雄激素敏感的皮脂腺就会在高雄激素水平的刺激下增大，从而加大皮脂的分泌，皮脂增多进而为毛囊内寄生菌（痤疮丙酸杆菌、糠秕孢子菌等）的生长提供了物质基础。这些细菌，尤其是痤疮丙酸杆菌可以将皮脂中的甘油三酯水解，水解产生的游离脂肪酸会刺激毛囊口，导致毛囊口增生及角化过度进而造成皮脂及角质团块不能通过毛囊口，形成闭口粉刺。此外，痤疮丙酸杆菌大量繁殖还可以产生一些导致毛囊炎症的物质，从而形成面部常见的红色丘疹，也就是我们常说的"痘痘"。

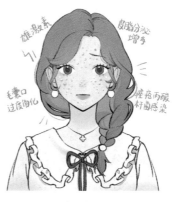

痤疮的成因

总的说来，痤疮的形成与雄激素、皮脂分泌增多、毛囊口过度角化及痤疮丙酸杆菌感染这四大因素密切相关。当然，遗传因素、免疫状态及内分泌状态也与部分人群的发病有关。

○ 产生痤疮的后果有哪些?

痤疮最直接的后果就是影响美观，痤疮可以表现为皮肤表面的红色丘疹、白色的粉刺，还可以表现为皮下的结节，不管是哪一种表现，都对面部的美观产生影响。痤疮消退后，部分人群会有红色、暗红色、褐色的痘印继续留在面部；若在皮疹期间护理不当，例如用手挤压，还可能形成凹陷性的瘢痕，即大家口中的"痘坑"；部分瘢痕体质的患者还会在下颌角的位置，前胸、肩部等部位因为痤疮而形成难以治愈的瘢痕疙瘩；所以无论是早期的痘痘，还是后期的痘印、痘坑、瘢痕疙瘩，都是影响美观的存在。

其次，痤疮还有疼痛不适的感觉，因为毛囊炎症的存在，部分人群会觉得长痘痘的位置疼痛，不能触摸，而当痘痘出脓时更是疼痛明显，更有甚者，因为头皮毛囊炎的存在，影响睡眠。

再者，严重痤疮还会影响健康。例如长在面部三角区域的痤疮若错误挤压可能会引起颅内感染，暴发性痤疮还可出现发热、关节痛、贫血等全身症状，常常需要住院治疗。

○ 为什么有的痤疮需要性激素治疗？

在"痤疮的形成原因"一节中说明了痤疮与雄激素的关系，那么，一开始就予以性激素治疗可以吗？答案是否定的。我们通常是在给予抗生素、视黄酸类药物口服后效果仍不佳的情况下，才启动性激素治疗。哪些人群需要性激素治疗呢？首先，性激素治疗主要针对女性患者，适合患有痤疮且月经不正常或者月经前痤疮加重的人群。常用的性激素为达英35，每片含醋酸丙环孕酮2mg和乙炔基雌二酮0.035mg，本药有抗雄激素作用，同时又有抑制排卵兼避孕作用。

在给药的同时，需要关注药物的副作用，常见的副作用主要为恶心、呕吐、月经异常、血栓风险等。因此性激素治疗需要在专科医师的指导下开始并进行，切忌自行用药。

○ 痤疮肌肤洁面的注意事项

面部有痤疮的人群，皮脂腺分泌都较为旺盛，皮脂作为天然的保湿霜，性质比较黏腻，容易吸附灰尘、脱落的角质形成细胞等，同时还能为面部皮肤的寄生菌提供营养，导致痤疮的发生及加重，所以，痤疮人群的洁面尤其重要。

痤疮洁面需注意以下4点：

> ✛ **合适的洁面产品**　易感痤疮的人群皮肤常偏油性或混合性，可以选择一些以皂基为表面活性剂的洁面产品。皂基类的洁面产品比较便宜，脱脂能力强，pH值比较高，不适用于干性及敏感性人群使用。购买洁面产品时，可以通过配方表前几位的成分来判断其是否属于皂基类产品，一般

来讲，若前几位为xx酸+碱，比如棕榈酸、肉豆蔻酸+氢氧化钠或氢氧化钾，即可判断其属于皂基类产品。

➕ **合适的频率**　一般建议早晚两次洁面，即起床后以及睡觉前，若出汗较多或所处环境粉尘较大，可适当增加洁面的次数。每次洁面时间需适中，约45秒，过长易导致过度清洁，过短则易导致清洁不佳。

➕ **合适的水温**　建议使用温水洁面，因为在温水环境中有利于皮脂的溶解，洁面效率会增加。同时建议加上毛巾擦拭，通过物理摩擦的方式清洁掉面部的皮脂、角质团块等。

➕ **适当的力度**　若面部炎症较重，即红肿明显，可见较多红色炎性丘疹、脓疱，建议洁面时力度轻柔，洁面后立即使用外用抗生素。

○ 治疗痤疮为什么要用视黄酸？

无论是口服的异维A酸，还是常用的外用药物，例如阿达帕林、维A酸，都属于视黄酸类药物。

◎ 为什么治疗痤疮要使用视黄酸呢？

▲ 口服视黄酸可以减少皮脂分泌，控制异常角化和黑头粉刺的形成，并抑制痤疮丙酸杆菌，对结节性、囊肿性和聚合性痤疮效果较好；而外用的视黄酸可以使异常分化和增殖的毛囊上皮正常化，引起微粉刺松解、脱落，使皮脂输送到皮肤表面，防止毛囊皮脂腺的萎缩，同时有抗炎的作用。因此，治疗痤疮常会选择视黄酸类药物。

◎ 哪些患者适合口服异维A酸呢？

▲ 1982年，美国FDA批准其为重度、结节囊肿性以及对口服抗生素无明显效果的痤疮患者的治疗药物。因此并不是每一位

患者都适用口服异维A酸，而是皮疹较重的，常规治疗效果不佳的患者适用该药物。同时由于口服异维A酸有明确的致畸性，育龄期女性患者应在治疗前1个月、治疗期间及治疗结束后3个月内严格避孕。且该药对肝肾功能、血脂等有影响，因此必须在医师的指导下服用，且用药中需要监测肝肾功能、血脂以及其他不良反应。

⊙ 外用视黄酸类药物该怎么使用，有什么注意事项呢？

A 首先，敏感性皮肤人群不建议使用外用视黄酸类药物。

其次，外用视黄酸类药物的使用面积宜逐渐增大，常需覆盖易长痤疮区域，且宜避光使用，避免紫外线照射导致其失活。

再次，使用外用视黄酸期间可能有"爆痘"现象，这属于药物的正常反应，这是因为毛囊上皮松解，使原有深在的痤疮皮损外向化而变得明显。

最后，外用视黄酸类药物起效较慢，常需用药6～8周后方能起效，所以在皮肤能耐受的情况下需坚持使用。

○ 治疗痤疮为什么要用抗生素？

在痤疮的发病环节中，痤疮丙酸杆菌起了重要的作用。痤疮丙酸杆菌可以将皮脂中的甘油三酯水解，水解产生的游离脂肪酸会刺激毛囊口，导致毛囊口增生及过度角化，进而导致皮脂及角质团块不能通过毛囊口，从而形成面部常见的粉刺。同时，痤疮丙酸杆菌可以直接释放趋化因子及促进粉刺破裂的酶类，并能刺激炎症细胞从而介导炎症的出现。可以说，痤疮丙酸杆菌在痤疮的发生发展中扮演了极为重要的角色，所以，我们在治疗痤疮的过程中常常需要选择抗细菌药物，即抗生素。

抗生素的使用分为口服及外用两种方式。

口服抗生素 首选的是四环素类药物，常用的有多西环素及米诺环素。此类药物的主要作用机制是抑制痤疮丙酸杆菌的生长，从而减弱细菌诱导的炎症反应。同时其还有抑制中性粒细胞趋化及降低面部游离脂肪酸浓度的作用。但是，不是每一个患者都需要口服抗生素的治疗，一般来讲，中度至重度的炎性痤疮才会启动抗生素治疗。

外用抗生素 在痤疮的治疗中比较常见，轻度到重度痤疮均可使用，临床中见到丘疹、脓疱等浅表性炎性痤疮皮损即可使用外用抗生素。常用外用抗生素包括红霉素、林可霉素及其衍生物克林霉素、氯霉素及夫西地酸等。外用抗生素易诱导痤疮丙酸杆菌耐药，故不推荐单独或长期使用，建议和过氧化苯甲酰、外用维 A 酸类或者其他药物联合应用。

参考资料

◎ 张学军. 皮肤性病学[M]. 北京：人民卫生出版社，2008：6.

◎ Bolognia JL, Schaffer JV, Cerroni L. 皮肤病学[M]. 4版. 朱学骏，王宝玺，孙建方，等译. 北京：北京大学医学出版社，2019：11.

◎ 中国痤疮治疗指南专家组. 中国痤疮治疗指南（2019 修订版）[J]. 临床皮肤科杂志，2019，48（9）：583-588.

○ 化学剥脱术在痤疮中的应用

化学剥脱术治疗即为大家所熟知的"刷酸"，是时下热门的治疗痤疮的方式。以下我们以问答的形式向大家介绍一下化学剥脱术。

Q 什么是化学剥脱术呢？

A 化学剥脱术又称化学换肤术，是通过化学物质（α 羟酸、

β羟酸、复合酸等）作用于皮肤表层引起皮肤不同水平的可控损伤，从而诱导皮肤表层和真皮结构重建，起到治疗作用。

◎ 化学剥脱术有什么作用？

A 目前化学剥脱术主要应用于以下领域：

色素沉着疾病：黄褐斑、炎症后色素沉着等疾病。

<u>痤疮</u>：用于轻、中度痤疮的辅助治疗，改善痤疮后的色素沉着。

<u>色素性疾病</u>：黄褐斑、炎症后色素沉着等疾病。

<u>光老化</u>：可改善细纹。

◎ 化学剥脱术有多种酸类，该如何选择，它们有什么区别？

A 目前常用的酸多以浅层化学剥脱剂为主，包括α羟酸、β羟酸、复合酸。

α羟酸：包括苹果酸（苹果）、甘醇酸（甘蔗）、扁桃酸（苦杏仁）、柠檬酸（柠檬和柑橘）、乳酸（酸牛奶）等，这些酸类多从水果及乳制品中提炼而来，其中来自水果的我们常常称之为"果酸"。低浓度的α羟酸能降低角质层细胞之间的连接，使老化角质层脱落，减少角质堆积，同时清除堆积在皮脂腺开口处的死亡细胞，疏通皮脂腺的排泄，避免毛囊口被皮脂堵塞，使其导管口角化趋于正常，从而起到治疗痤疮的作用。所以，以粉刺为主的痤疮多选择果酸治疗。同时，α羟酸可加快皮肤的新陈代谢速度，改变皮肤的透亮度，减少色素颗粒，所以可以在一定程度上改善痤疮后的色素沉着。

β羟酸：主要为水杨酸。水杨酸最初是从柳树皮中提取的，具有温和的镇痛、抗菌、溶解角质的作用。在日用护肤品中，水杨酸浓度在0.5%～2%，在临床上常用浓度为10%～30%。目前国内使用的是以泊洛沙姆 407 作为增溶剂的乳剂型水杨酸，即超分子水杨酸。水杨酸具有抑制皮脂分泌及抗炎的作用，安全性高，轻中度痤疮，炎症较为明显者可以选用水杨酸治疗。

复合酸：将不同类型的两种及两种以上的单酸组合在一起，不同的单酸作用机制互相弥补，以增强疗效。目前临床上治疗痤疮常用的为20%甘醇酸+10%水杨酸复合酸。既有改善粉刺的作用，又有抗炎的作用，同时可以改善毛孔粗大及痤疮后色素沉着的问题。

◎ 化学剥脱术后需要注意些什么？

Ⓐ 术后立即使用保湿面膜和（或）冷喷、冷敷处理，并适量涂抹保湿类产品；术后1~2天内，局部可能出现发红或疼痛的症状，可采用冷敷或冷喷舒缓刺激感；术后3~7天内，治疗区可能脱屑或结痂，应让痂皮自然脱落，切忌强行撕脱，以防出现色素沉着；术后7天内避免高温环境，如热敷、热喷、泡温泉、蒸桑拿等；术后避免揉搓皮肤，慎用其他角质剥脱剂，如维A酸类药物、去角质护肤品等。需使用温和的洁面产品和保湿剂，可使用含有表皮生长因子的修复类产品；术后早期建议严格防晒；视受术者皮肤恢复情况，若恢复较慢，术后1周内尽量避免使用彩妆。

◎ 哪些人不能进行化学剥脱术治疗？

Ⓐ 有以下情况者不能进行化学剥脱术：具有不切实际的预期的人群；一般状况差，精神病患者或情绪不稳定者，或免疫缺陷性疾病患者；处于妊娠和哺乳期；对化学剥脱制剂或其某项成分过敏者；瘢痕疙瘩病史；皮肤敏感，施术部位患有接触性皮炎、湿疹等过敏性皮肤病或活动性单纯疱疹、脓疱疮等感染性皮肤病，或未愈合的创面；术后不能严格防晒者。

以上我们介绍了化学剥脱术的相关知识，需要注意的是，化学剥脱术需要在医师的指导下，在正规的医疗机构内进行。

参考资料

◎ 杨蓉娅，蒋献. 化学剥脱术临床应用专家共识[J]. 实用皮肤病学杂志，2019，12（5）：257-262.

○ 痤疮患者的饮食禁忌

民以食为天，长了痤疮，哪些能吃，哪些不能吃，是大家比较关心的问题。痤疮人群需尽可能避免辛辣、刺激性食物的摄入，控制脂肪及糖类食品，减少脱脂奶的摄入，尽量不饮酒，低盐饮食，多食用新鲜蔬菜、水果和其他富含维生素的食物。若为茶类与咖啡制品爱好者，可适量饮用不含糖的茶及低糖低奶的咖啡。

○ 痤疮患者可否化妆？

痤疮患者能否化妆，需根据痤疮的严重程度来判断。若为中、重度痤疮，面部炎症较重，黄色脓疱、结节较多，疼痛明显，这种情况下不建议化妆。反之，若皮疹以粉刺、小红丘疹为主，皮疹面积不大，则可适当化淡妆，粉不宜过厚，且尽量少用彩妆，需认真卸妆。

应谨慎使用或选择粉底、BB霜、隔离霜、防晒等化妆品，避免化妆品痤疮发生。粉底、BB霜、隔离霜等需选择不含凡士林、矿物油等成分的产品，因其易导致粉刺的形成，建议选择以硅酮作为基质的产品，不但不堵塞毛孔，还具有吸除皮肤表面油脂的作用。防晒产品建议选用水质或凝胶状的，首选化学防晒剂，此类产品质地较轻薄，购买时可以从质地来选择。彩妆产品的制作工艺会决定其是否会堵塞毛孔，导致或加重痤疮，水包油质地的彩妆能将颜料乳化，在减轻浮粉现象发生的同时降低了油脂的含量，可以减少化妆品痤疮的发生。

参考资料

◎ 鞠强. 中国痤疮治疗指南（2019 修订版）[J]. 临床皮肤科杂志，2019，48（9）：583-588.

◎ 陈璨，张金燕，仲少敏，等. 水包油粉底对轻度痤疮皮损的影响[J]. 临床皮肤科杂志，2010，39（7）：423-425.

◎ 金娟娟. 健康教育在美容门诊痤疮患者中的应用[J]. 中国美容医学，2006，15（9）：1083-1084.

防晒问题

○ 紫外线对皮肤的影响

太阳光包含不同波长的电磁波，其中紫外线对人体皮肤伤害最大。紫外线的波长在100～400nm，其中因臭氧层的过滤最终可被人体接触的波长在290～400nm。其中，又分为中波紫外线（UVB: 290～320nm）和长波紫外线（UVA: 320～400nm）。

中波紫外线波长短，频率高，能量很强，可以引起毛细血管扩张，产生红斑，长期暴露在UVB下可以导致皮肤增厚、粗糙，并产生皱纹。但由于UVB的穿透能力较弱，只能进入表皮层，因此UVB往往引起的是表面的晒伤，出现皮肤发红、水肿、烧灼、疼痛等，并可伴有色素沉着。

长波紫外线波长长，频率低，光子能量弱，但是穿透能力较强，可以达到真皮层，破坏胶原蛋白以及弹力纤维，造成皮肤松弛老化，形成皱纹，并能促进皮肤黑色素的生成，产生皮肤色素沉着，诱发或加重雀斑、黄褐斑等各种色斑。

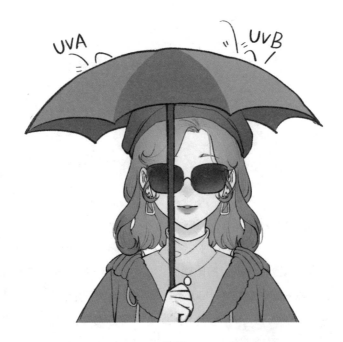

防晒

○ 晒伤的后果有哪些?

如果我们不做任何防晒措施，长时间直接暴露在强日光下，我们的皮肤便会发生不同程度的晒伤。临床上我们根据晒伤后出现的症状可简单地将其分为轻、中、重度晒伤。

+ 轻度晒伤：晒伤部位发红、发烫，用清水冲洗时不会感受到明显刺痛感。

+ 中度晒伤：晒伤部位发红、发烫，同时会伴随不同程度的刺痛感。

+ 重度晒伤：晒伤部位发红、发烫，同时伴随不同程度的刺痛感，出现脱皮、水疱等严重晒伤表现。

长期的日晒会导致皮肤内黑色素增加并沉积在表皮中，也就是晒黑了，同时引起皮肤老化。还会使皮肤更加敏感，对外界刺激的耐受能力明显下降，常会出现慢性的刺痛、瘙痒、脱皮、毛囊炎症反复发作。

○ 防晒化妆品的原理

对防晒化妆品的要求是具有抵御紫外线的能力，预防紫外线对皮肤的损伤。应用于化妆品中的防晒剂成分可以分为两类，即化学防晒剂和物理防晒剂，是利用其对光的吸收、反射或散射作用，以保护皮肤免受特定波长的紫外线所带来的伤害，或者保护产品本身而在化妆品中加入的物质。根据《化妆品安全技术规范（2015版）》，化妆品准用防晒剂必须是其中规定的27种，包括25种化学防晒剂和2种物理防晒剂，需按照本规范规定的限量和使用条件应用于化妆品中。

物理防晒

目前，只有氧化锌和二氧化钛两种成分可作为物理防晒剂应用于化妆品中，二者均为白色无机矿物粉末，其防晒机制与粉末粒径大小有关，起到物理性质上的屏蔽作用，也称紫外线屏蔽剂。当粉末粒径较大时，可在皮肤表面形成覆盖层，起到遮蔽作用，将紫外线反射或散射出去，减少紫外线进入皮肤的量。当粉末粒径较小时，虽对紫外线的反射、散射能力下降，但对UVB的吸收能力明显增强。且当粉末粒径达到纳米级别时，既可反射、散射UVA，又能吸收UVB，提升防晒效果。

物理防晒剂具有安全性高、稳定性好、增白的优点，但由于其物理性质，容易堵塞毛孔，在皮肤表面形成白色沉积层，影响皮脂、汗腺的正常分泌代谢，而且容易脱落，出现卡粉、面部明显泛白等问题。

化学防晒

与物理防晒剂不同，化学防晒剂对紫外线具有较好的吸收作用，也称紫外线吸收剂。化学防晒剂可选择性吸收紫外线，其分子结构不同，可吸收的紫外线波段也不同。一部分主要吸收UVB，一部分主要吸收UVA，也有既吸收UVA又吸收UVB的广谱防晒剂。通常采用多种不同防晒剂协同配合，尽可能全面覆盖紫外线波段，增强防晒效果。

化学防晒剂与物理防晒剂相比，防晒效果强，但安全性与稳定性相对较差，具有一定的安全隐患，例如刺激皮肤，导致皮肤过敏等问题。因此，市面上有将化学防晒剂与物理防晒剂复配使用的产品，提高安全性的同时保证较高的防晒效果。

参考资料

◎ 肖雄，周德勉，陈志辉，等. 防晒产品的配方设计——防晒剂的搭配[J]. 广东化工，2021，48（15）：71-74.

◎ 陈郁璇，杨允芸. 防晒剂BEMT和MBBT的协同增效作用及机理研究[J]. 日用化学品科学，2021，44（9）：25-30，54.

◎ 王瑜歆，赵鑫. 防晒类化妆品质量风险与防范建议[J]. 中国化妆品，2021（Z1）：114-117.

○ 晒后修复如何做？

如果我们不可避免地要进行长时间的日晒，除了做好晒前防护外，晒后的修复也是十分重要的。室外活动后，当皮肤出现直观可见的发红、发烫等现象时，说明皮肤已经被晒伤了。皮肤晒红一般2～4小时出现，24～48小时达到高峰。长时间接触紫外线会造成皮肤自由基增多、屏障受损、黑色素生成、发生炎症等情况，抑制胶原蛋白、弹力蛋白生成，加速皮肤衰老。因此，在远离日晒条件后，应该及时做好晒后修复，按照降温舒缓、修复屏障、抗氧化美白三个步骤，预防或减轻皮肤损伤。

第 1 步

降温舒缓

长时间室外活动后，首先应当及时降温舒缓，可用凉水洗脸的方式，清洁面部的油脂和灰尘，减缓局部灼热感，或使用含有芦荟、尿囊素、泛醇、甘草酸二钾、依克多因等舒缓抗炎成分的水状或凝胶状产品，也能够起到降温舒缓的作用。

第 2 步
修复屏障

使用含有神经酰胺、角鲨烷等成分的产品，如医用面膜等，帮助修复受损的皮肤屏障。在使用前可以先将其放于冰箱内冷藏，每次使用约20分钟，可以帮助快速补充肌肤流失的水分，同时给肌肤降温。在使用医用面膜后还要涂上适量的保湿乳液锁水。

第 3 步
抗氧化美白

当皮肤不再泛红、敏感，就可以开始使用具有抗氧化、美白功效的产品，预防皮肤衰老、变黑，例如含有维生素C、烟酰胺等成分的产品。

同时，在长时间的日晒后不要忘记多补充水分，充足的水分可以增加皮肤含水量，一方面可以促进修复损伤，另一方面可促进全身循环代谢。此外，还要多摄入富含维生素C、维生素E等的水果蔬菜，以有效降低氧化损伤。

如果白天时间比较紧迫，晒后修复的工作可以在晚上进行，无论何时做都不晚，同时需要注意避免使用含有刺激性成分的产品如水杨酸等，一旦出现脱皮、水疱等不要人为地去破坏，防止感染，等身体自然吸收即可。如能做好上述工作将会让您的肌肤变得更加健康。

○ 不同肤质选择防晒产品的建议

防晒乳、防晒霜和防晒露三种防晒产品的效果是一样的，但由于三者的质地不同而适用于不同的肤质。

防晒乳

一般防晒乳的含水量在70%以上，使用时呈流动的乳液状，相对稀薄，适合混合肌肤以及油性肌肤，一般可用于大面积使用，如全身涂抹。

防晒霜的含水量一般在60%左右，同时分子结构比乳液大，用起来就要比防晒乳稠厚一些，多呈膏状，适宜干性皮肤。

 防晒露质地相比前两者都要轻薄得多，用起来十分清爽，不易堵塞毛孔，适合于油性和偏油性的肤质。

干性肤质的人群，以及在秋冬干燥季节时更为推荐使用防晒霜，因其油脂含量更丰富，可以避免皮肤干燥。油性肤质的人群，以及在春夏潮湿闷热季节时更为推荐防晒乳、防晒露，两者质地较为轻薄，可有效减少面部油腻感。

美白祛斑问题

○ 人为什么有肤色的差异？

到底是什么造就了我们每个人肤色的深浅黑白和色调冷暖呢？这得从先天因素和后天因素两方面来说。

褐黑色的黑色素，红色的氧化血红蛋白，蓝色的还原血红蛋白和黄色的胡萝卜素，这4种生物色素以不同的比例构成了我们每个人的肤色。我们暂且称之为皮肤的四原色，其中胡萝卜素为外源性色素，主要通过饮食摄取，其余3种为内源性色素，由机体自身合成。通俗来讲，除了胡萝卜素我们可以自己控制外，其他3种色素绝大部分是一出生就确定的，比例多少、数量多少都受基因调控。

此外，虽然每个人种含有的黑素细胞数量一样，但是黑皮肤人种的黑素细胞产生的黑素颗粒比白皮肤人种和黄皮肤人种的体积更大，遍布在表皮细胞内，不容易代谢消除。这种差异可以从进化的角度来说，非洲的阳光中紫外线较强，黑色素可以吸收紫外线，黑皮肤可以避免皮肤癌的产生；七万年前，智人走出了非洲，到了亚洲和欧洲，紫外线变弱了，黑色素吸收阳光阻碍了身体合成维生素D，容易引发佝偻病，这时黑色素反而成了负担，因此在优胜劣汰的规则下，黑皮肤的人逐渐被淘汰，形成了适应环境的黄皮肤、棕皮肤与白皮肤。这么看来，我们想要美白或者美黑都只是在一个小的范围内让自己的皮肤看起来偏向黑或者白，不可能做到跨人种，所以"土黄黑逆袭冷白皮"等夸大宣传切莫当真。

黑素颗粒是决定我们皮肤颜色深浅的关键因素之一，它由黑素细胞分泌并通过树突状结构输送至角质形成细胞中去。

除先天因素外，有一小部分后天因素可以通过影响黑素颗粒的合成与代谢来影响我们的肤色。例如经常暴晒，紫外线会诱导皮肤产生更多的黑色素；护肤不当，致使角质层过厚或含水量低，皮肤反射光线的能力降低，导致肤色黯淡；身体状态欠佳，真皮中的血管充盈度不够或血液循环不畅，血色素凝聚或者含量下降导致肤色暗红或苍白；

同时，衰老致使真皮中原本维持皮肤弹性和韧性的胶原纤维减少，导致光线不能被均匀地反射，也会使皮肤看起来颜色不均匀，缺乏光泽度。

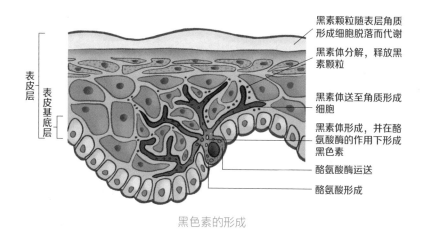

黑色素的形成

○ 为什么我国女性以白为美？

以白为美是中国从古至今的传统审美标准，让我们把时间拨回距今约3000年的西周，那时人们也爱看美女，也爱欣赏美女，还有专门记录美女的诗歌。正因如此，我们才能窥见当时的社会审美。如《诗经·国风·卫风·硕人》中所描述的："手如柔荑，肤如凝脂，领如蝤蛴，齿如瓠犀，螓首蛾眉，巧笑倩兮，美目盼兮。" 这句就是形容肌肤白皙有光泽。可见，那时候公认的美人，肌肤是白皙的。我们再来看汉代，汉代因独尊儒术的思想，面妆主要承袭先秦时期的素妆。素妆即白妆，以米粉或铅粉敷面，让肌肤变得白皙细腻，"粉白黛黑"是对其风俗的真实写照。因此，单就以白为美来说，是从古即有的审美观。

○ 古代的美白方式介绍

东方以白为美，人们对白皙肌肤的追求从来没有停止过。从三星堆出土的面具中，就发现有面部敷粉者。北魏时期，在贾思勰的《齐民要术》中记载，梁米、粟米、糯米、麦米等可做出"美白粉"。武则天的秘制美白妙方"神仙玉女粉"，被收录在唐代药典《新修本草》中，是将益母草、滑石粉、面粉等与水调和后经晾晒、烧烤、研磨、筛取而成的。杨贵妃则常洗温泉澡，并使用由杏仁粉、滑石粉、麝香、蛋清、蜂蜜等调和而成的"红玉膏"，据说能使面色润泽如红玉。

历史上出名的美白方剂"七白膏"由七味名字中带"白"的中草药配伍而成，分别是香白芷、白蔹、白术、白及、细辛、白附子和白茯苓，最早的记载可追溯到宋代的《太平圣惠方》。将这些中草药研成细末后，用鸡蛋清调和揉搓成小丸，阴干。每晚洁面后，用温水化开一颗小丸涂面，有祛斑、润肤、防皱的功效。

○ 传统的美白成分

汞又称水银，古代曾作为美白成分添加于护肤品中，汞成分作用于皮肤可干扰酪氨酸的合成，从而影响黑色素的生成。现代科学研究表明，汞摄入超标可导致汞中毒，引起神经系统损伤、肾功能改变、口腔黏膜炎等危害，因此，汞属于化妆品禁用物质。

氢醌的化学名称为对苯二酚，是一种传统皮肤美白剂。氢醌可抑制酪氨酸酶活性，从而抑制黑色素生成。但长期使用含氢醌的护肤产品可引起严重的皮肤问题，如诱发黄褐斑。因此，大多数国家，包括我国禁止氢醌应用于化妆品之中。

曲酸 20世纪80年代，日本率先将霉菌的产物曲酸应用于护肤品中作为皮肤美白成分，其主要作用机制是抑制酪氨酸酶活性。但随着其广泛应用，发现曲酸具有一定的致癌风险。我国现行的化妆品行业规范中并未禁止使用曲酸，将其归属于特殊化妆品原料，但其添加量应在0.1%～1%。

壬二酸起初作为治疗粉刺的一种局部使用药物作用于皮肤，随着研究发现，壬二酸具有抑制酪氨酸酶活性的作用，因此，壬二酸属于皮肤美白成分的行列。高浓度的壬二酸美白功效较佳，但因其水溶性差，在护肤品配方中的配伍性差等问题，加上含有壬二酸的护肤品往往肤感、使用感差，导致壬二酸在护肤品中的应用受到了很大的限制。 **壬二酸**

参考资料 ◎ 柴记红，王怀友，汪成，等. 中国美白化妆品的发展历程[J]. 广东化工，2017，44（21）：120-122.

○ 现代美白的方式

肤色的深浅主要是由黑素细胞合成的黑素颗粒多少来决定的，因此要想达到美白的目的，根本的问题就是如何减少黑素颗粒的产生。这主要包括防晒、使用美白护肤品、医疗美容等几种方法。

-¦- 防晒

最有效的美白方式就是防晒，当紫外线穿透皮肤的角质层时，会自发地刺激酪氨酸酶的活性，加速合成黑素颗粒，来保护基底细胞层，从而阻挡紫外线对皮肤的伤害，肤色也因此加深。

> 防晒简单来讲就是ABC法则——避免紫外线（Avoid），遮挡紫外线（Block），涂抹防晒霜（Cream）。

A 要想避免紫外线，需要安排好自己的出行时间，避免在上午10点到下午4点这个日照最强的时间段出门，可以非常有效地较少皮肤接触紫外线的时间。

B 可以使用硬防晒的方法来遮挡紫外线，那么硬防晒是什么呢？就是穿防晒衣，打防晒伞，戴遮阳帽、太阳镜等物理防晒。在挑选相关产品的时候一定认清产品的资格认证，避免选择防晒效果不理想的普通材质防晒产品。以挑选防晒衣为例，第一，看产品的标识，在标签和吊牌上找到标准编号，即GB/T18830-2009，UPF30+或UPF50+的标注。织物材质的防晒能力，一般是涤纶>锦纶>人造棉、人造丝，天然纤维材质的防晒能力是麻织物>纯棉、丝。第二，尽量挑选颜色深的防晒产品，它的防晒能力会优于浅色产品。第三，面料厚的防晒效果优于薄的，而织物结构紧密的防晒效果优于稀疏的。

C 涂抹防晒霜，由于紫外线具有较强的穿透力，普通的衣物并不能阻挡紫外线对皮肤的伤害，因此在面部和身体涂抹防晒霜是不可忽略的。

✦ 美白护肤品

美白护肤品归属于特殊功效化妆品，用于减轻皮肤表皮的色素沉着，适合大众，居家日常使用。美白护肤品见效需经历一段时间，因此不建议轻信广告的夸大宣传。应该选择取得国家药品监督管理局颁发的特殊化妆品注册证的正规美白产品，即"美白特证"。美白护肤品通常含有烟酰胺、传明酸、苯乙基间苯二酚、维生素C等一系列美白成分，根据不同肤质、不同需求进行挑选。

目前有效的医疗手段主要是射频和激光。由于皮肤胶原蛋白的大量流失，导致皮肤出现暗淡无光、毛孔粗大等衰老现象，而射频通过将热能作用于真皮深层组织，刺激胶原纤维收缩拉紧，还能够促进血液循环，加快新陈代谢，以此减少黑色素，使皮肤即刻紧致美白。此外，还可以通过激光的光热作用原理击碎黑素颗粒使之代谢出去，如调Q激光、皮秒激光等。

○ 现代美白产品中的功效成分

现代的美白成分是基于黑色素生成、代谢等途径展开的，主要是抑制酪氨酸酶的活性、黑色素的合成以及迁移，或者是对皮肤黑色素细胞的细胞毒性作用，从而达到美白皮肤的功效。现代美白成分根据其作用机制分为四类，我们来看看这四类成分的作用原理，找到适合自己的成分。

〔 **酪氨酸酶抑制剂** 〕

通过抑制酪氨酸酶活性，减少黑色素合成，进而达到美白效果。例如熊果苷、传明酸、抗环血酸葡糖苷，以及植物提取物，如白藜芦醇、茶叶提取物中的茶多酚等。其中熊果苷的添加浓度不能超过7%，否则可能会促进黑色素含量的增加；熊果苷在酸性环境下易分解，应避免与pH低于5的化妆品共同使用，例如高浓度的果酸、水杨酸等。曲酸可以有效抑制黑色素生成，安全无毒，但曲酸有较强的致敏性，所以敏感肌及皮肤角质层较薄的人群慎用。

〔 **影响黑色素代谢剂** 〕

美白成分中的烟酰胺、传明酸、4-甲氧基水杨酸钾均可阻断黑色素的合成和转移，从而预防皮肤变黑。其中烟酰胺可以加快新陈代谢，促进老废角质形成细胞脱落，从而代谢掉其中的黑色素；烟酰胺还可以作用于已经产生的黑色素，减少黑色素向表皮迁移。4-甲氧基水杨酸钾可以使黑色素顺利排出，减轻代谢过程中受到的影响。

〔 还原剂 〕

维生素C不但可以抑制酪氨酸酶的活性，其具有的强抗氧化性还可以还原黑色素前体，使多巴醌还原为多巴，抑制黑色素生成。

〔 化学剥脱剂 〕

化学剥脱剂主要是加速角质层的代谢更新，来达到美白的功效，但对敏感性肌肤和角质层薄的人群不是很友好。使用前要确认肌肤处于一个健康的状态，干性肌肤建议选择果酸产品，使用后肌肤不会过于干燥；油性肌肤选择脂溶性的水杨酸，效果更好。

○ 为什么会长斑？什么人易长斑？

俗话说，对症下药。先从斑的根源和成因"对症"，才能根据不同祛斑成分的祛斑原理来精准"下药"。

色斑有先天性和后天性之分，通常是由于皮肤中的黑色素沉淀造成的。先天色斑一般是遗传导致的，不一定是父母遗传，可能是几代遗传形成的，主要为雀斑；后天色斑一般是由于人体的衰老、紫外线照射或者病理性原因导致的，主要为黄褐斑、晒斑、老年斑等。

影响后天色斑的因素又可分为体外因素和体内因素。

 包括过度的紫外线照射，不合适的环境温度、湿度，使用不恰当的化妆品等。

包括体内激素水平变化、年龄增长、内分泌失调等。另外，在内外因素的综合作用下，若黑色素的形成增加过量，可导致新的色斑生成，也会加重原有色斑。

体内因素

从斑的成因来分析，我们不难推断出易长斑的人群。第一类，有该方面家族遗传因素的人群，比如长雀斑；第二类，身体内激素水平紊乱的人群，常见于内分泌失调的女性群体，比如长黄褐斑，黄褐斑患病率较高，在亚裔育龄期女性中患病率高达30%；第三类，机体已经衰老的老年人群体，比如长老年斑。这三类常见人群可干预性不强，但还有第四类人群可以通过人为干预来预防长斑——长期经紫外线照射的人群，也就是长晒斑。晒斑易发生于日晒部位，并于日晒后加重，因此通常夏重冬轻，多见于中青年女性，病程慢性，无明显自觉症状。

○ 有祛斑功效的成分

仅依靠使用化妆品达到祛斑的效果，其实很难，而且部分祛斑的有效成分带有很强的副作用，需谨慎选择。

讲到这里，就不得不提氢醌，氢醌在配方表里的名字是对苯二酚，它的作用机制是通过抑制酪氨酸酶活性，抑制多巴转变为黑色素。也有一些观点认为，氢醌的作用机制是抑制DNA和RNA的合成，抑制黑素颗粒的生成。氢醌常作为药物用于治疗一些严重的皮肤色素增多疾病。但氢醌的副作用包括刺激皮肤、致敏、黑素细胞毒性（无差别破坏黑素细胞）等，从而导致皮肤色素脱失（类似白癜风），有的还会发生外源性褐黄病，真皮中的色素会异常增多，难以治愈。随着研究的深入以及法规的健全，在我国氢醌已经被禁止用于护肤品中，不过由于其美白效果非常好，一些不法厂商还是会偷偷添加，在此呼吁一定要购买正规品牌，有正规备案的护肤品。但由于各国化妆品法规不同，在美国，美白类产品属于非处方药，是可以使用氢醌的。但氢醌可能存在致癌性，通常不建议使用。

下面再来介绍几种化妆品中允许添加的祛斑成分。

-¦- 曲酸是一种霉菌的产物，它的作用机制是抑制游离的酪氨酸酶，主要是螯合铜离子，使酪氨酸酶失活。关于其安全性的问题，在1995—2003年间，日本健康科学研究所完成了曲酸的诱变性和致癌试验。试验大部分是阴性结果，但也有少量阳性结果，不排除是由于含有未知杂质引起的。尽管有一些关于曲酸不良反应的报道，但根据毒理学的资料，曲酸仍然是一种较常用的化妆品成分。

-¦- 熊果苷存在于梨叶和某些草药中，它的脱色作用机制主要是通过自身与酪氨酸酶结合抑制黑素细胞内的酪氨酸酶活性，因此，目前市场上有很多熊果苷产品用于美白祛斑。

-¦- 接下来介绍一位祛斑界的重量级选手——鞣花酸。鞣花酸是一种多酚化合物，它存在于植物中，如葡萄、草莓、山莓和绿茶等。鞣花酸对酪氨酸酶具有抑制作用，但不会像氢醌那样对细胞造成损伤，也不会引起永久性的脱色作用。

-¦- 再如，阿魏酸是一种来源于多种植物细胞壁的天然物质；壬二酸是一种天然存在的脂肪酸，这两种成分均有抑制酪氨酸酶的作用，常用于美白祛斑产品中，也有不错的效果。

-¦- L-抗坏血酸及其衍生物，作用机制是淡化已形成的黑色素，对于治疗黄褐斑和着色斑效果不错。抗坏血酸的美白机制表现为两种方式：一是抑制酪氨酸酶的作用；二是使氧化性黑色素还原为无色的还原性黑色素。其美白祛斑效果也不错。

-∴ 甘草提取物，它包含的主要的美白淡斑成分有光甘草定。这类提取物的成分复杂，主要有抗氧化、舒缓、美白淡斑的作用。

-∴ 最后，是一位压轴"选手"——苯乙基间苯二酚（INCI），俗称馨肤白377，是一种化妆品原料。作为护肤品成分的使用目的是美白淡斑，也作为抗氧化剂使用。作用机制是通过抑制酪氨酸酶的活性来抑制黑色素生成，对酪氨酸酶的抑制效果为曲酸的22倍。在B16V黑色素细胞的分析实验中，在抑制黑色素合成上效果显著。

彩妆问题

○ 彩妆都包括哪些产品？

-∴ 面部彩妆类产品主要以粉底/遮瑕霜、腮红、修容粉、粉饼为主。
-∴ 眼部彩妆类产品主要以睫毛膏、眼影、眼线笔、眉笔为主。
-∴ 唇部彩妆类产品主要以唇膏、唇彩、唇线笔为主。

○ 油性彩妆产品

构成化妆品的基础物质叫基质原料。基质原料可分为油性原料、粉质原料、溶剂类原料、胶质原料等，决定了化妆品的功能和性质。以油性原料为基质原料的彩妆称为油性彩妆。油性原料在化妆品中用量较大，在常温下有液态、半固态和固态三种存在形式。通常情况下，我们把常温下呈液态的称为"油"，如橄榄油、杏仁油等；常温下呈半固态的称为"脂"，如矿脂（凡士林）、牛脂等；常温下呈固态的称为"蜡"，如蜂蜡、固体石蜡等。这些油性原料在化妆品中主要起到滋润和成型等作用。常见的一些油性彩妆有妆前乳/霜类、粉底类膏/霜/液，多是利用了油性基质滋润的作用，另外其成型的作用，也让油性原料多见于口红、眼线胶笔、防水睫毛膏、眉笔等彩妆产品中。油性彩妆，特别是底妆类产品，一般推荐干性肌肤使用。

○ 粉质彩妆产品

以粉质原料为基质原料的彩妆称为粉质彩妆。粉质原料是化妆品中常用的原料之一，这类原料一般是不溶于水的无机粉末，在化妆品中的用量可达30%~80%，它们在化妆品中主要起遮盖、滑爽、吸收及摩擦作用。常用的有二氧化钛（也称为"钛白粉"）、氧化锌（也称为"锌白粉"）、滑石粉、高岭土、膨润土等。常见的粉质彩妆有粉饼、散粉、眼影粉、修容粉、眉粉、粉状腮红等。粉质彩妆一般推荐油性皮肤使用。

○ 彩色唇膏产品

在市场上，用于唇妆的产品不少，通常有唇膏、润唇膏、唇油和唇彩等。目前唇膏和润唇膏，因其管状固体的形式，便于使用，已是市场上的主打产品。按QB/T 1977—2004《唇膏》的规定，唇膏指以油、脂、蜡、色素等主要成分复配而成的护唇用品，从标准的定义来

看，最符合的产品是我们常说的口红。润唇膏有专门的国家标准GB/T
26513—2011《润唇膏》，其被定义为以油、脂、蜡为主要原料，经加
热混合、成型等工艺制成的蜡状固体唇用产品，主要起滋润、保护嘴
唇的作用。两者的主要区别在于是否添加色素。若想凸显自身唇色，
一般会先选择润唇膏打底，再根据妆容、肤色选择适合色系的唇膏。
若只是想润唇的话，只需润唇膏即可。日常可以根据自己的需求选择
不同的产品。

○ 有纯天然色素的唇膏吗?

相对于润唇膏来说，唇膏存在一个色素的风险。色素主要分为天然色素和合成色素。

天然色素因其成本较高、颜色不全、性质不稳定，使用过程中易造成色差、褪色等问题，使用并不广泛，较常见于各种自制唇膏中，安全性也存在问题。合成色素由于成本低、着色力强、色彩丰富，被广泛使用。但大多数合成色素来自煤焦油产物，本身会有一定的安全隐患，因此需要严格限制其用量。各国对于合成色素的使用范围都做了严格的规定，比如食品、药品、化妆品、工业品等，允许添加到唇膏中的色素须确保其对人体无毒无害，一般为食品用色素，添加量有严格控制，且任何工业用色素都是禁止使用的。

○ 正确认识化妆品安全

我国对于化妆品的安全性要求非常严格，明确要求化妆品必须安
全，不过我们也要知道，这并不表示产品的安全风险为零。化妆品不
良反应是指人们在日常生活中正常使用化妆品时所引起的皮肤及其附
属器官的病变，以及人体局部或全身性的损害。不包括生产、职业性

接触化妆品及其原料和使用假冒伪劣产品所引起的病变或者损害。

　　使用彩妆产品过程中出现皮肤瘙痒、皮疹等任何安全问题时，应该第一时间停用产品，避免对皮肤的进一步刺激。消费者在使用彩妆产品时出现不良反应，应当及时到专业的医院就诊，向医师征求意见，建议带上产品完整包装，以便于医师采集信息上报产品不良反应。同时，建议及时向经销商进行上报，上报途径包括购买此产品的商店柜台，产品包装上的客户咨询热线电话等。购买化妆品后，保留好购物票据、使用的产品及外包装。如怀疑购买了假冒伪劣彩妆品，请拨打食品药品投诉举报电话：12331。

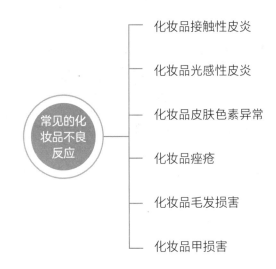

化妆品接触性皮炎

化妆品光感性皮炎

化妆品皮肤色素异常

化妆品痤疮

化妆品毛发损害

化妆品甲损害

常见的化妆品不良反应

○ 彩妆产品的保存注意事项

　　出门要防晒，约会要化妆，随着人们对自我形象要求的逐步提高，彩妆产品也不再是女人的专属，而是成为现代人生活中必备的日常用品。彩妆产品的种类在不断丰富，功效也日渐全面。消费者对于彩妆产品的认知，大多停留在品牌和成分上，而彩妆产品的安全性、使用、保存注意事项等方面更应该引起关注。

彩妆产品保存注意事项：

彩妆产品的保质期

保质期一般有以下两种标注方式：生产日期和保质期；生产批号和限期使用日期。

彩妆产品的开封保质期

我们必须知道的是，所有彩妆产品的保质期都是在未开封情况下的保存期限。开封后产品会与空气直接接触，保质期就会缩短到一年半甚至更少。因此，在使用上要多留心。一般产品上会有一个开了封的小罐头图标，图标上有"6M"或"12M"的字样，它的意思是开封后的6个月或12个月内是最佳使用期限。

如何储存彩妆产品

① 阳光或灯光直射处不宜存放彩妆产品。光线照射会造成化妆品水分蒸发，某些成分会失去活性，紫外线照射会使其中的某些成分发生物理化学变化，出现膏体干缩、油水分离等现象，使其丧失原有功效。

② 怕冷怕热。千万别把彩妆产品冷冻保存，冬天也不宜长期放在寒冷的室外，冷冻会使化妆品出现冻裂现象，解冻后还会出现油水分离、质地变粗等情况，对皮肤产生刺激。过热的环境则会对产品的稳定性产生影响，缩短它的保质期。

③ 怕潮。有些彩妆产品中含有蛋白质，受潮后容易发生霉变。如果包装使用的是铁盖玻璃瓶，受潮后铁盖容易生锈，腐蚀产品，使其变质。

④ 怕脏。彩妆产品使用后一定要及时旋紧瓶盖，最好避免直接用手取用，或取用时注意手部卫生，如果一次取多了，也不要再放回瓶中了，以免细菌侵入繁殖，引发一系列皮肤问题。

⑤ 怕久放。留意产品保质期，别放太久，特别是开封后，它们的使用期限就更短了，需要尽快用完。

○ 彩妆产品的使用注意事项

✦ ①粉底类面部彩妆品：应易于涂抹，形成平滑的覆盖层，且容易在面部均匀分布，不会聚集在皱纹和毛孔内；使用后感觉爽滑，无异物感。

✦ ②眼影及睫毛膏等眼部彩妆品：使用时应附着均匀，不会结块和粘连；涂抹后干燥速度适当，干后不感到脆硬，不易被泪水冲散，有一定的耐久性，且卸妆较容易。

✦ ③唇膏类彩妆品：应色泽鲜艳均匀，表面光滑，膏体无气孔和颗粒；涂抹时平滑流畅，有较好的附着力，能保持较长时间，但又不至于很难卸妆。

由于彩妆产品含有色素、粉质原料等物质，附着在皮肤表面不易清洗，使用后要注意及时、彻底地卸妆、清洁。如果卸妆不彻底，长时间残留在皮肤表面的化妆品会堵塞毛孔，影响皮肤正常新陈代谢，甚至会引起痤疮、色素沉着等皮肤问题。卸妆时应注意顺序，先卸眼部及唇部的彩妆，然后是眉毛，最后是面部。卸妆手法要轻柔，避免过度摩擦而伤害皮肤。使用卸妆类产品后，最好再用性质温和的洗面奶清洁一次，达到彻底清洁的效果。

卸妆10分钟后，如果面部皮肤无紧绷感，摸起来清爽不油腻，则说明卸妆适度且干净，卸妆产品选择得当。

化妆工具的卫生安全对于皮肤的健康亦非常重要。在平时化完妆后，粉扑、海绵等会沾染上皮脂、汗液和细菌，因此应经常清洗更换。两用型的粉底和水粉饼，假如用浸过水的海绵蘸拭，用毕应洗干净，完全甩干后放于阴凉通风处，以防长霉斑。海绵稍微变色或变硬，就要换新的。此外，化妆用的粉底刷、腮红刷、唇刷、眉刷等，用后都应及时清洗干净，并注意定期更换。

○ 粉底霜、BB霜的区别与特点

爱美人士的心像个无底洞。BB霜、粉底霜、隔离霜等，这些底妆产品让人眼花缭乱。其中具有代表性的是风靡全球的BB霜，它是否真如商家所言"遮瑕好""更贴妆""全效合一"？它与粉底霜的区别是什么呢？

从BB霜的英文"blemish balm cream"来看，BB霜直接翻译成中文就是遮瑕膏的意思。遮瑕膏之所以能够遮盖住皮肤上的瑕疵，是因为添加了一种遮盖力超强的成分——二氧化钛（titanium dioxide），也就是钛白粉。钛白粉作为一种天然存在于矿石中的白色晶体，是国内化妆品法定且常用的白色色素，有遮瑕、增加防晒系数、阻断紫外线UVB的作用。所以BB霜才有遮瑕和抗UVB的功能。而BB霜能帮助上妆，是因为BB霜的配方为油性配方或偏油性配方，与皮肤的皮脂膜兼容性高，所以在涂抹后能够在皮肤表面形成一层具有黏性的薄膜，随后再上蜜粉或彩妆等，就能稳固地贴附在皮肤上。所以，BB霜的本质只是一款粉底类产品。

粉底类产品属于彩妆类化妆品，具有遮盖面部瑕疵、调节肤色等作用，常用的如粉底霜、粉底液及BB霜等。之所以称为粉底类产品，是因为产品中都含有粉质类的原料，这些粉质原料被涂敷于皮肤表面后，在皮肤表面形成覆盖层，将面部的瑕疵遮掩起来，并能修正面部肤色。同时，有些粉质原料还具有滑爽、吸收皮脂和汗液等作用。

按遮瑕能力的不同，粉底可以分为以下3类。

> ┼ 低遮盖力（粉底液）：粉质含量偏低，遮盖力较低，具有保湿、滋润等营养作用。主要用于生活妆，效果真实自然。
>
> ┼ 中遮盖力（专业粉底液）：粉质含量适中，能有效遮盖瑕疵，贴服力好。在专业妆中用于摄影、影视、舞台等化妆造型。生活妆中仅用于有瑕疵的皮肤，薄薄涂抹即可。

○ 如何正确使用粉饼?

粉饼是由多种粉体原料（包括颜料）及黏合剂（油脂成分）经混合、压制而成的饼状固体美容制品，具有遮盖、附着、赋色、修饰的功能。按不同的功能，粉饼可分为保湿、防晒和控油三大种类，挑选的时候需要考虑到自身的皮肤条件和需求。皮肤较干的人，建议使用含有保湿成分的粉饼。皮肤较油的人，建议使用含有控油成分的粉饼。选购时，首先要确定自己的皮肤性质（干性、中性、油性还是混合性的）和肤色深浅，再去选择一款与之相匹配的产品。挑选的时候，要尽量选用粉质细腻和贴合性好的粉饼。

○ 如何使用卸妆棉、卸妆湿巾?

卸妆是现代女性在外忙碌了一天后，回到家必须做的事。卸妆产品已经成为一个高度细分的大家族，其中包括卸妆油、卸妆霜、卸妆乳、卸妆水、卸妆啫喱等。为了迎合现代人便于携带、高效率等需求，卸妆棉、卸妆湿巾也风靡起来。

由于是强调省事的产品，湿漉漉的棉花或无纺布上，浸透的肯定是强效卸妆液，因此卸妆湿巾、卸妆棉的特点一般都是卸妆力超强，追求一抹即净的便利高效。这类产品的外包装上通常会提示"敏感及皮肤有伤口者勿用"，这就是该类产品刺激性的证明。我们应该根据清洁力的需要，在尽量保证皮肤安全的前提下，选择适合自己的产品，并正确应用。使用卸妆棉虽然便利，但必须立刻进行进一步的清洁和保养，需要用清水或洗面乳将残留在脸上的东西洗掉，不可以当作面巾纸一样随时使用，淡妆人士更不必经常使用。使用时力度一定要轻柔，眼、唇等彩妆较重的部位，让卸妆棉、卸妆湿巾停留数十秒，等彩妆完全溶解后，再轻轻拭去。

面膜护理问题

○ 面膜的种类

随着人们对面部皮肤护理的重视程度不断提高，面膜护理已成为其中的重要环节。市场上的各种新型面膜层出不穷，如3D水凝脂面膜、冻膜、泡泡面膜等，那么面膜到底有哪些种类呢？从功效上分，大致可以分为保湿、美白、舒缓修护、清洁控油、紧致抗皱这五类；按剂型来分，一般可以分为以下三类。

最早应用贴片面膜的品牌是宝洁旗下的SK-Ⅱ，早在1993年该品牌就将无纺布加精华液组合形式运用到面膜产品中。随着市场发展，消费者更加注重面膜的肤感，各个品牌更是在贴片面膜的膜材上下足了功夫。2009年，日本研发出以棉籽绒为原料的铜氨纤维面膜基布，并引入中国市场，因轻薄、吸水性强且可拉伸成丝又被称为"蚕丝"面膜；2013年，奥地利兰精集团研发了一种以木质纤维为原料的天丝面膜基布，兼具轻透贴服、吸水性好、安全环保等特点；2014年，由木醋杆菌自然发酵制成的生物纤维面膜基布诞生，因轻薄且贴服性好被称为"人皮面膜"。目前，不少技术人员认为，厚面膜比薄面膜在提升皮肤水合度方面更胜一筹，更能发挥效果，国内企业也相继推出不少膜布相对较"厚"的功效性面膜产品，比如近年突然大火的珀莱雅泡泡面膜，膜法世家全新上市的"纱布面膜"，以及运用双层膜布的韩束"金刚侠"黄金面膜等。

很多美白面膜或是保湿面膜都会设计成膏状的质地，这种面膜在使用时即使来回走动也不必担心面膜滴落，而且在肌肤表面的附着力很强，能给人更明显的亲肤感。膏状面膜从剂型上可以分为具有深度护理功效的按摩型面膜和具有清洁效果的泥浆面膜。按摩型面膜常见于美容院，用于面部的深层清洁和保养，例如芯莱宝的大粉罐按摩膏、茵芙莎的黏土按摩面膜等，按摩型面膜的设计灵感来源于按摩膏，配合专业的手法按摩面部的穴位和淋巴之后，让面膜在脸上停留几分钟，以起到更好的保湿作用。泥浆面膜的主要成分是一些高岭土、深海泥、膨润土等具有吸附作用的颗粒，能在涂抹之后使肌肤和空气隔绝，在短时间内提升肌肤温度，加速肌底微循环，帮助肌肤排出杂质和油脂。

主要以卡波姆、丙烯酸（酯）类交联聚合物等成分构成的凝胶状面膜产品，一般呈透明或半透明状，具有清爽的肤感，很好的铺展性。常见的凝胶面膜有玫瑰花瓣冻膜、配合美容使用的凝胶面膜、芦荟胶等，值得一提的是样子跟贴片面膜很相似的水性凝胶面膜，其实属于凝胶面膜，同样采用高分子聚合物制成，呈果冻凝胶状，可随时间的变化逐渐变薄。

大家了解了面膜的主要分类，就知道万变不离其宗了，不需要盲目追求新型面膜的噱头，根据自己的皮肤状态和需求选择适合的面膜才是最重要的。

○ 局部贴膜

贴膜类产品是护肤品中最常见的一个品类，通常由不同材质的膜布加精华液构成，敷于皮肤表面，经过一段时间后揭掉、擦洗或保留，起到集中护理（保湿、补水、提亮、舒缓）、清洁老废角质等作用。

相较于全脸面膜，用于面部的局部贴膜可以更有针对性地护理，例如鼻翼、面中区域的皮脂腺分布密集，油脂分泌旺盛，毛孔更容易粗大，局部的清洁和控油就较其他区域更为必要。还有很多针对不同身体部位的局部贴膜，例如手膜、足膜、肘膜、唇膜、颈膜、眼膜、鼻贴膜、臀膜、私密"面膜"等，这类贴膜类产品除了为了贴合不同部位而裁剪的形状不同，其使用方法和功能都非常相似，用在角质层较厚的部位的贴膜主要是去角质加密集护理，而角质层较薄的部位主要做密集修护。

○ 面膜护肤的作用原理

都说面膜是密集护理，是加强版的精华护理，真的是这样吗？相对于日常的护肤品护理，面膜护肤的作用原理是什么呢？

密封性

面膜贴于面部后，将皮肤与空气隔绝，减弱了皮肤中的水分蒸发，增加了角质层内源性水化作用，可以使皮肤柔软光滑。

聚热性

在密封作用下，皮肤的温度升高（降温面膜除外），毛孔扩张，毛孔里的污垢和皮脂容易清除；同时，温热的环境使皮肤下的毛细血管扩张，加速了皮肤的微循环，使皮肤光泽红润。

渗透性

面膜的密封作用增加了角质形成细胞的含水量，进而使角质层的砖墙结构空隙变大，促进了有效成分的渗透吸收；同时聚热作用提高了皮肤的温度，也在一定程度上增加了有效成分的渗透。

吸附性

剥离面膜时，面膜的膜布或膏体会带走皮肤上的污垢、油脂，起到很好的洁肤作用，对老化的角质层效果尤其明显。

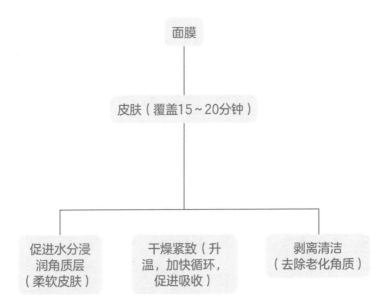

○ 面膜的使用技巧

现在，几乎每个护肤品品牌都不会放过面膜这个品类，我们可以选择的范围实在太广了，但只是从广告宣传上去判断是否适合自己并不充分。面膜中的活性物成分含量其实并不多，最主要的是基质组分，所以我们更需要关注的是与我们的肤质匹配的基质组分和面膜形态。不同类型的面膜使用技巧不同，适合的肤质也不同，这里给大家做了一个总结，供参考。

类型	特性	适合肤质	使用技巧
贴片面膜	滋润皮肤，密集补水；通常由织布制成，高浓度营养精华液吸附在织布上	全肤质	选购时需注意膜布与脸的贴合程度，每周使用2~3次即可，不宜过多。敷完面膜按摩至吸收后，需用清水洁面
膏状面膜	含油脂润肤剂，保湿软化角质层，增加皮肤水分	干性、粗糙、老化晒伤的皮肤	涂抹厚度要稍厚，每周不超过两次
膏状泥浆面膜	吸附油脂，缩小毛孔，去除白头、黑头	油性、混合性、易发生闭口粉刺的皮肤	需厚敷，看不到皮肤颜色最佳；先用洁面巾将泥浆擦拭干净再洗脸；不推荐敏感性肤质使用
凝胶面膜	常配合美容仪使用，导热效果好	全肤质	凝胶性质不稳定，容易变成液体向下流，最好分区域，边导入边涂抹
撕拉式面膜	涂抹后很快成膜，皮肤有紧绷感，用物理撕拉的方式去除毛孔中的油脂污垢	油性、混合性、易发生闭口粉刺的皮肤	具有很强的清洁作用，但去除方式比较粗暴，容易使毛孔变粗，常用在鼻子部位，容易造成皮肤的物理损伤，不推荐使用

○ 面膜使用的误区

上文中我们介绍了面膜的选择和使用技巧，但实际上很多人在敷面膜的过程中还是存在很多误区的，这样不仅不能起到护肤保养的作用，还会对皮肤造成损伤。常见的使用误区如下：

⊠ 天天敷面膜效果更好

天天敷面膜皮肤容易过度水合，角质过度软化，破坏皮肤自身的屏障功能，尤其是皮肤敏感的人群，更要注意使用面膜的频次，一般每周敷2~3次即可。

⊠ 敷面膜时间越长越好

面膜敷在脸上的时候，面膜中的水分会逐渐蒸发变干，干燥的面膜已经不能在皮肤表面形成一个湿润封闭的小环境了，它的护肤作用自然就下降了，而且过于干燥反倒会从皮肤内吸附水分，所以敷面膜时间不宜过长，一般建议15~20分钟。

⊠ 敷面膜后不需要清洗

这里主要讨论的是贴片面膜和涂抹类面膜，因为面膜的封闭性，毛孔的深层污垢和软化后的角质层皮脂会浮在皮肤表面，敷完面膜后最好清洗，再涂后续的保养品，免洗的涂抹类面膜除外。

⊠ 敷面膜之前不需要用护肤品

湿润的皮肤对营养物质的渗透和吸收更快速，在敷面膜前做好皮肤保湿打底，比如用化妆水或是乳霜打底之后再敷，效果会更好。

⊠ 敷面膜前去角质可以让精华吸收得更好

敷面膜前清洁皮肤是非常重要的基础步骤，但不需要每次都去角质，角质层是皮肤的天然屏障，具有防止水分流失、保护皮肤免受外界刺激等作用。适当地去角质可以让肌肤更柔软，有利于精华的吸收，但频繁地去角质，会损伤皮肤的角质层，使皮肤失去保护能力，所以建议大家根据自己的年龄和肤质状况科学地选择去角质的频率。

○ 如何看待面膜中的荧光反应？

> 首先要明确的是，有荧光反应不等于含有荧光剂，其次，即使含有荧光剂也不一定对皮肤有害。

荧光反应本身就存在于自然界中，也存在于各种动物体内，比如萤火虫，还有一些海洋生物，其发光的原理就是含有各种荧光蛋白质。还有很多能发出荧光的物质，比如苯环类大多能发出荧光。有一半以上的植物提取物中含有荧光成分，比如黄酮类、人参类提取物等，只是荧光强弱不同，有些植物提取物中的荧光物质是化妆品中的有效成分，比如用于治疗痘痘的苦参生物碱就可以发出荧光。此外，我国法规也并未对荧光剂做限量、禁用等相关规定，仅对"可迁移性荧光物质"（指所添加的荧光物质会借由洗涤、啃咬、流汗或是碰触而转移到人体皮肤或黏膜）在部分产品领域有相关规定，其他无强制管理。目前，毒理学评估中没有荧光剂对人体有危害的报道，按照国家标准GB 15193.3—2014《食品安全国家标准　急性经口毒性试验》规范性附录D中"急性毒性剂量分级表"的判定，荧光增白剂为无毒，与日常食用的食盐的急性毒性属同等级别，可以理解为荧光剂跟我们平时摄入的盐，在毒性上没太大区别，两者的致死量十分接近。

> 此外，沈永嘉教授等编写的《荧光增白剂》一书中指出，荧光增白剂不会被皮肤吸收，即使荧光增白剂CBS在使用过程中可能有少量黏附在皮肤上，也不会和人体皮肤发生反应，而且通过日常的洗涤活动（例如洗手、洗澡等）很容易被完全洗掉。所以，不必谈荧光色变。

○ 如何看待防腐剂?

我们不能简单地评价防腐剂的好与坏，而是要在理解与分析的基础上，有方法、有策略地使用，才能让防腐剂发挥最大的价值。

我国《化妆品安全技术规范》中对防腐剂的定义是以抑制微生物在化妆品中的生长为目的而在化妆品中加入的物质。加入防腐剂是为了防止化妆品的一次污染和二次污染。

第一次污染　是生产过程中原料与反应釜之间可能存在的污染风险。

第二次污染　是开盖后使用过程中可能出现的微生物污染风险。

如果不添加防腐剂，以目前的包装技术很难保证不被微生物侵染，更难保证2～3年的保质期，而且如果添加量不够，化妆品很快就会产生沉淀、变味、变稀、浑浊等现象，所以在化妆品中添加防腐剂是必然的，毕竟谁都不想一罐面霜用着用着就长出各种颜色毛茸茸的细菌和真菌。

大家现在之所以谈防腐剂色变，大多是听说了一些防腐剂有潜在致癌风险，可能有生殖毒性等传闻。正所谓"不谈剂量谈毒性都是耍流氓"，法规对有潜在风险的防腐剂有限量要求，《化妆品监督管理条例》也明确要求防腐功能新原料必须进行注册，经监管部门授权才能投入使用，整个行业对防腐剂的监管是比较严格的，目前允许使用的这些原料是长期验证的结果，在符合规定要求的使用浓度下，防腐剂是相对安全的，不必过分焦虑。

蚊虫叮咬问题

○ 虫咬性皮炎

虫咬性皮炎是蚊虫叮咬引起的一种皮肤变态反应，典型的皮疹是绿豆至蚕豆大小的丘疹性荨麻疹，丘疹顶端有小水疱，周围绕以梭形、多角形红斑，多伴剧烈瘙痒。本病多发于春夏蚊虫增多时，发病前2～24小时多有野外暴露史。除了蚊子、臭虫、跳蚤、蜱虫等肉眼可见的蚊虫以及肉眼看不见的螨虫等以外，能引起虫咬性皮炎的还有毒虫脱落的飘浮在空气中的毒毛毒刺，比如松毛虫、桑毛虫等脱落的毒毛可随风播散，落在皮肤或衣物上引发本病。

之所以会产生虫咬性皮炎，是因为蚊虫在叮咬或毒刺扎入皮肤时，除了会造成机械性损伤以外，还会将自身的分泌物、毒素注入或蹭到人的皮肤内（表面）。这些分泌物、毒素进入机体后，一是诱导机体细胞释放组胺等物质导致血管扩张、中性粒细胞聚集，激活机体的免疫细胞，从而诱发急慢性过敏反应；二是毒刺毒毛的机械损伤、毒液的化学刺激，可以造成表皮的炎症、松懈，甚至坏死，进一步加重炎症和过敏反应。

但并不是每个人被蚊虫叮咬后都会发生虫咬性皮炎。同样是被蚊子咬了，有的人三五天就好了，有些过敏体质的人可能1周了还没痊愈；或是同睡在一张布满螨虫的床上，有的人浑身瘙痒，出现皮疹，而有的人并未受到任何影响。免疫功能较强或过敏体质的人可能更容易发生虫咬性皮炎，发生的严重程度也可能略重，与机体对抗原的反应更强有关。

虽然典型的皮损是丘疹性荨麻疹，但有些特殊虫咬性皮炎表现各异，像隐翅虫主要是通过其强酸性的毒液（pH1～2）引起皮肤损害，故可见条状、斑片状水肿性红斑或簇集水疱、脓疱。有些虫咬处还可出现出血、血疱、紫癜、皮肤结痂等。

下面将一些常见的能引起虫咬性皮炎的蚊虫类别、分布地点列表如下：

种类	代表	常见分布场所
鳞翅目	蝶、飞蛾等	多分布于林间灌木丛中，如桑毛虫、茶毛虫分别多见桑树、茶树上
双翅目	蚊、蠓虫、白蛉、牛虻、黑蝇等	常见于潮湿、松软的土壤、动物巢穴、水塘、沼泽等地
虱目	虱子	只能寄生在人和动物身上
半翅目	臭虫等	潜伏于家具、被褥褶皱处，多夜间活动
蚤目	跳蚤等	寄生于人皮肤或动物皮毛上，或隐居潮湿夹缝处
膜翅目	蜂、蚂蚁等	野外山林、墙壁夹缝、树周可筑巢处
鞘翅目	隐翅虫等	潮湿草地、田间、腐木、石下
其他	疥螨、螨虫、蜱虫	林间草地、床单被褥等阴暗地

○ 蚊虫叮咬的后果有哪些？

蚊虫叮咬人体后，主要通过机械性损伤、毒液的注入、虫体的寄生性侵入和传播携带的病原体这几种方式对人体造成损害。根据损害发生时效的快慢，可以分为即时性损害和延后性损害。

多表现为蚊虫叮咬局部皮肤后，在30分钟到24小时之内出现的损伤，多由蚊虫的口器、毒刺等机械性地破坏皮肤，以及毒液造成的局部组胺释放、毛细血管扩张，主要表现为局部的皮肤炎症反应（皮肤表现可参见虫咬性皮炎一节）。偶可见皮肤坏死。部分吸食人血的蚊虫可能会用口器固定在皮肤上，持续吸血，如蜱、牛虻、蚂蟥等，部分蚊虫甚至可能因此寄生在人体皮肤表面甚至体内。有些蚊虫的毒液中含有神经毒素等物质，进入人体后可迅速出现神经系统症状和过敏反应，表现出全身不适，如头晕、视物模糊、肢体痉挛、呼吸麻痹、发热、恶心、呕吐等症状，或出现严重的全身过敏反应，如喉头水肿等，严重者可能窒息、休克，甚至死亡，应及时送医救治。

多潜伏一段时间后发病，或寄生在人体的虫体对人体产生一定的损耗后才被发觉，或即时性损害痊愈后遗留的损害（比如炎症后色素沉着、瘢痕）。潜伏期因蚊虫携带的病原体不同、虫体对人体侵犯速度和增殖时间不同而不同，不同寄生虫病的临床表现也各异。由蚊虫引起的常见寄生虫病包括疟疾、各种丝虫病、斑疹伤寒、乙型脑炎、登革热、回归热、疥疮、阴虱病等，常见的症状包括红斑丘疹、淋巴管炎、丹毒样皮炎、紫癜、结节、异物性肉芽肿、贫血、发热、局部或全身过敏反应（如风团、高敏状态等），并且可能导致永久性后遗症甚至死亡。例如重型乙型脑炎痊愈后可遗留意识障碍、痴呆、不能正常交流表达、瘫痪、癫痫等后遗症；马来丝虫病可致淋巴水肿，即使杀灭寄生虫后，皮肤的质地改变亦不能恢复正常。

总之，蚊虫叮咬无小事，尤其是对尚不能表达自己意思和分辨危险的婴幼儿来说，应预防为主，勤观察，早处理。

参考资料

◎ 赵辨. 中国临床皮肤病学[M]. 南京：江苏凤凰科学技术出版社，2017：679.

◎ 苗淑新，王中成，苗歌. 初次妊娠与育儿[M]. 北京：人民卫生出版社，2001：604-605.

◎ 欧萍，刘光华. 婴幼儿保健[M]. 上海：上海科技教育出版社，2017：211-213.

◎ 李兰娟，王宇明. 感染病学[M]. 北京：人民卫生出版社，2015：148-156，498-502.

○ 驱蚊的方式有哪些?

虽然世界上有很多种蚊子，但对于日常生活中的我们来说，蚊子只有两种：不咬人的蚊子和咬人的蚊子。并且咬人、吸人血的都是雌蚊。也就是说我们如果想要预防蚊子叮咬，需要驱赶的主要是雌蚊。那雌蚊是如何精准识别并对人发起"攻击"的呢？首先，雌蚊被人体呼出的二氧化碳所吸引，然后朝着释放出二氧化碳的方向"逆风飞翔"，最终着陆在人体上，举起它们长长的口器发起"进攻"。当蚊子靠近皮肤后，皮肤散发的气味、热量等信息对蚊子也有一定的吸引作用，比如汗液中的挥发性物质（如丙酮、乳酸等）等，因此出汗多、散热量大的人更招蚊子。此外，在雌蚊眼中，O型血的人、运动的物体和深色系的物体表面更"诱人"。

了解了蚊子是如何识别"狩猎对象"的，我们就可以通过以下方式来干扰蚊子识别吸血对象，来实现驱蚊的目的。

✛ 室内

室内场所可安装蚊帐、纱门、纱窗等，阻断蚊子入户，从根源上杜绝蚊子与我们接触。及时清理厨余垃圾，不要将开封的食物摆放在房间内，食物和腐烂的厨余垃圾气味会引来许多蚊虫；室内最好也不要养招蚊虫的植物，像能散发甜蜜香味的或者特殊味道的茉莉、栀子等。对于已经处于室内的蚊子，可以适时选用蚊香、电子驱蚊器、电蚊拍等驱赶或消灭，还可以用杀虫喷雾剂对房间实施灭蚊处理。也可以选用能释放出CO_2的带有小风扇的诱蚊器诱捕。

某些植物中含有一些驱蚊成分，比如麝香草油、椰子油、柠檬油、桉树油、薰衣草油和丁香油等，我们可以在居住的环境里养一些能够驱蚊的植物，如柠檬草、金盏花、薰衣草、香叶天竺葵、迷迭香、薄荷等。市面上也有各种合成和提取的驱蚊产品，这类产品目前存在的主要问题是，蚊子对驱蚊药会产生抗药性，持续有效时间多为2～4小时，且对人体产生毒性。所以在选择的时候应选毒性低、药效长的产品，每2～4小时补用一次，驱蚊效果不明显时需更换其他种类的驱蚊剂。

-|- 室外 ————————————————————————————————•

外出时可穿长袖衣裤，在皮肤裸露部分涂抹驱避剂或是物理阻隔剂，需要及时补涂。必须前往蚊子密度较高的场所时，可现场喷洒灭蚊剂。避免在蚊子活动高峰期，在树荫、草丛、凉亭、垃圾站、水边等地方逗留。运动后及时擦除汗液，尽量不要把皮肤裸露在外面。

尽管我们日防夜防，仍会有"漏网之鱼"，所以我们需要多管齐下，互相配合，才能过一个不"流血"的夏天。

参考资料

◎ Majeed S, Hill SR, Ignell R. Impact of elevated CO_2 background levels on the host-seeking behaviour of Aedes aegypti[J]. J Exp Biol, 2014,217(4): 598 - 604.

◎ 王贞虎. 夏季防蚊：专家答你所问[J]. 解放军健康，2021（3）：20-21.

◎ 夏日. 驱蚊植物大搜罗[J]. 东方文化周刊，2017（32）：89.

◎ 王莉，姜志宽，韩招久，等. 植物源蚊虫驱避剂的筛选研究[J]. 中华卫生杀虫药械，2016，22（5）：427-432.

02
化妆品的使用知识

○ 驱蚊类产品的有效成分

目前驱蚊类产品被划分到农药类别，化妆品原料中没有明确的驱蚊类原料，但有些成分表现出一定的驱蚊效果，例如香茅醛、香茅醇、柠檬醛等，但一般这些成分都是出现在有一定驱蚊效果的精油中，不会单独用来做驱蚊剂使用，例如柠檬尤加利精油、柠檬香茅精油、天竺葵精油，常被芳疗师用作天然驱蚊剂来使用。从驱蚊效果来看，目前全球驱蚊效果最好的四种成分是避蚊胺（DEET）、派卡瑞丁（picaridin）、驱蚊酯（IR3535）和柠檬桉叶油（oil of lemon eucalyptus，OLE）。

根据国家《农药管理条例》的相关规定，预防、消灭或者控制蚊、蝇等产品，只要宣称了"灭蚊""驱蚊"功效的，就必须取得农药登记证号，并在包装上标注毒性。所以，在这里建议大家在购买灭蚊、驱蚊类产品的时候，要认准农药登记证号。

○ 使用花露水的注意事项

花露水是含有酒精成分的，属于易燃品，在使用花露水时必须远离明火。花露水的成分里含有刺激成分，成人大多可以直接使用，涂抹在皮肤上，而婴幼儿的皮肤很娇嫩，若必须使用花露水一定要稀释5倍以上才能使用。若皮肤已经破损或者发炎，最好不要使用花露水。此外，花露水不能和化妆品混合使用，如果化妆后被蚊子叮咬了，不要去涂抹花露水，它会和化妆品产生反应，可能会堵塞毛孔，造成毛孔粗大，出现黑头这类问题，所以要记得卸妆后再使用花露水。

母婴护肤问题

✖

○ 孕产妇如何选用化妆品？

孕期女性激素分泌不稳定。雌激素和黄体素分泌增加，会造成皮肤新陈代谢和表层皮肤含水量下降，使得皮肤状态不稳定，表现为干燥脆弱，抑或皮脂腺分泌旺盛，油腻、长痘，易敏感发炎。而且随着体内激素的变化，也提高了黑色素的活性，导致皮肤黑色素加深，脸上原有的色斑更加明显，甚至长出新的色斑。所以，孕期女性做好皮肤的基本养护非常有必要，应加强基础保湿，白天做好物理防晒，防止因紫外线引起的黑色素沉积。

孕期产品的选择要遵循两大原则：应以温和清洁、补水保湿为主，特殊需求暂缓。

美白、抗皱、祛痘等功效护肤品，尽量少用或不用；产品成分要简单，选择低刺激、低敏的产品，避免染发、烫发、指甲油、脱毛膏、香水、精油类产品。

原则上并不推荐准妈妈化彩妆，尤其是浓妆，若有需求则以淡妆为宜，并选择孕妇专用产品，避免使用成分复杂、香气浓郁的产品，适当减少化妆品的使用频率，回家后及时清洗，让面部保持舒爽洁净，可以有效降低不良妊娠结局（如早产、低出生体重儿、巨大儿）的发生风险。

孕产期禁用成分一览表

类别	成分	可能出现的产品	禁用程度
维生素A类	视黄醛、视黄醇、视黄醇棕榈酸酯	维A酸类药物，祛痘、抗衰产品	★★★★★ （避免使用）
水杨酸类	水杨酸、辛酰水杨酸	祛痘、去角质产品	★★★★★ （避免使用）
防晒剂类	甲氧基肉桂酸乙基己酯、二苯酮-3、二苯酮-5	防晒、隔离产品	★★★★★ （避免使用）
过氧化苯甲酰类	过氧化苯甲酰	祛痘药物及护肤品	★★★★
硅油类	环五聚二甲基硅氧烷	祛痘产品	★★★
酒精类	乙醇、变性乙醇	防晒、爽肤水	★★★
香精防腐类	苯甲醇、尼泊金酯类	护肤、彩妆、洗护都可能含有这类成分	★★

 参考资料

© Li H, Zheng J, Wang H, et al. Maternal cosmetics use during pregnancy and risks of adverse outcomes: a prospective cohort study[J]. Sci Rep, 2019, 9(1): 8030.

○ 哺乳期如何选用乳房清洁用品？

乳房上有皮脂腺及大汗腺，乳房皮肤表面的油脂就是乳晕下的皮脂腺分泌的。孕期及哺乳期间，皮脂腺的分泌增加，乳晕上的汗腺也随之肥大，乳头变得柔软，而汗腺与皮脂腺分泌物的增加也使皮肤表面酸化，导致角质层被软化。此时，要避免选用碱性大的香皂，及含刺激性的表面活性剂类、酒精等成分的清洁用品，否则很容易损伤乳房皮肤，最好使用温水清洁。

○ 孕产妇如何选用阴部清洁用品？

在讲如何选择清洁用品前，要先纠正两个误区。

第一个误区

认为清水清洗私处是最安全的。其实这样理解是片面的。为了避免乱用药物，特别是不分情况自行乱用药，所以专业人士才建议用清水清洁，但并不是说只能用清水，其他产品一概不能用。其实，在医师的指导下可以选用适宜的保健性洁阴用品。

第二个误区

认为中药洗剂更安全，可经常使用。有些中草药虽有清热解毒、消炎的作用，但中药制剂也属于处方药，应该在医师的指导下使用。而且中草药保存期较短，容易变质发霉，不当的使用反而有害。

对于孕产妇而言，宜用温清水，不宜使用洗液。在选择洗液时，注意pH值在6～7，接近人体自身pH值为宜。尤其不要使用碱性大的肥皂、沐浴露或高锰酸钾等，必要时可选用刺激性较小的婴儿浴皂。

另外，女性的阴部分为外阴、阴部和阴道三部分。正常情况下，阴道具有自洁能力，阴道中的糖原在阴道杆菌的作用下可分解为乳酸，从而维持阴道内正常的酸性环境，抑制在弱碱环境中繁殖的病原体。但在怀孕后，尤其是孕早期，孕妈妈受体内激素的影响，新陈代谢的速度加快，阴道的上皮细胞和宫颈腺体分泌旺盛，会出现阴道分泌物增多的现象，不及时清洁易形成适宜细菌繁殖的温床，但这时，孕妇也不能用任何阴道冲洗剂，以免影响母婴健康，如患有阴道炎，应该在医师的指导下用药。

○ 如何减轻妊娠斑？

妊娠斑其实就是黄褐斑，由于其常在怀孕时首次发生或加重，因此有了妊娠斑之名。形成妊娠斑的原因尚不完全清楚，但大体可归结为环境和激素的共同作用，再加上遗传易感性三方面。

环境因素中，以紫外线照射为最主要的危险因素，同时，也有报道称一些能够引起皮肤炎症的激光治疗，化妆品中的砷、铁、铜、铋等化学物质，也可能诱发妊娠斑的产生。激素的作用多与雌激素和孕激素有关，因此怀孕成了其发生的一个重要危险因素。但除此之外，亦有研究报道显示，在应激或抑郁状态下，可产生黑素细胞刺激素（MSH）与促肾上腺皮质激素（ACTH），激活黑素细胞膜上的黑皮素受体（MCR），诱导黑素的生成。

最后，妊娠斑还存在遗传易感性，在有家族史的人群中更易出现，因此，此类人群更需要及早做好防护。

◎ 妊娠斑的早期预防有用吗？

> **A** 答案是肯定的。

有研究表明，使用高防护系数的防晒霜可以降低50%的疾病严重程度，并减少90%以上怀孕期间妊娠斑的发病率。这也提示我们，在众多预防措施中，防晒是必不可少的！准妈妈们应尽量避免在紫外线格外强烈的时候外出，平时出门时也一定要做好防护措施，比如戴帽子，穿长袖衫或涂抹防晒霜等。其次，在妊娠期间，不适合化浓妆，也要避免使用含有重金属的美白产品，以免引起局部刺激，导致色斑的加重。同时，在孕期保持良好的心情也很重要，可以避免产生更多促进黑素合成的激素。最后，在饮食上，适量补充富含维生素C和维生素E的食物，有助于抑制黑素生成，对已形成的色斑也有促进消退的作用。

由于人种和遗传的问题，我们并不能完全避免妊娠斑的产生，但大部分与妊娠相关的妊娠斑通过合理治疗后，通常可在分娩后一年内完全消失。因此，只要做好早期预防，妊娠斑出现后在医师的指导下正确治疗，就完全可以和妊娠斑说拜拜。

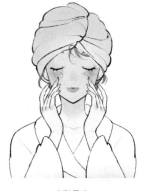

妊娠斑

参考资料

◎ Bolognia JL, Jorizzo JL, Rapini RP. 皮肤病学[M]. 2版. 朱学骏，王宝玺，孙建方，等译. 北京：北京大学医学出版社，2011.

◎ 赵辨. 中国临床皮肤病学[M]. 南京：江苏科学技术出版社，2010.

◎ Handel A C, Miot L D, Miot H A. Melasma: a clinical and epidemiological review[J]. An Bras Dermatol, 2014, 89(5): 771-782.

○ 如何减轻妊娠纹？

妊娠纹是膨胀纹的一种。妊娠时身体急速增胖，超过皮肤的生长速度，真皮中的弹力纤维、胶原纤维断裂后，在皮肤表面形成一道道不规则纵行纹路，如同干裂的土地纹路一样，多于妊娠24周后产生，一旦形成，基本无法消退。不过通过孕前、孕期及时干预，产后积极修复，能大大减少妊娠纹的产生和改善外观。

因妊娠后期胎儿体积迅速增大，故腹部是最易形成妊娠纹的部位，胸、背、臀部及四肢近端也可出现。妊娠纹产生的机制目前并不是很明确，现认为多与孕期激素变化、皮肤张力、弹力纤维、胶原纤维、胶原酶及成纤维细胞等因素有关。孕期运动量少、妊娠纹家族史和孕期体重增长过多过快也是妊娠纹发生的危险因素。根据妊娠纹形成的时间以及颜色不同，可以分为红纹期、白纹期。红纹期多见于孕后期及产后早期，表现为局部皮肤出现不规则纵行粉红色或紫红色表面凹凸不平的裂纹；后期色素逐渐脱失，裂纹萎缩，血管萎缩，皮肤松弛，最后变成白色或银白色的纹路，也就是进入了白纹期。

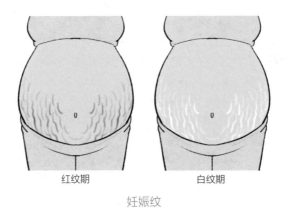

红纹期　　　　　　　　白纹期

妊娠纹

孕前和孕期，妊娠纹还未出现时，我们可以通过合理饮食、运动，科学合理地增加BMI，从而预防妊娠纹的产生。建议减少脂肪、糖类的摄入，多吃富含维生素C、纤维素、胶原蛋白的食物，促进皮肤修复和弹性增加；每天至少保持30分钟的运动量等措施来预防妊娠纹。皮肤涂抹祛纹霜，局部按摩对预防产生妊娠纹也有一定的作用，但应该选择正规产品，对于宣称有某一特定功效性作用的产品，应从国家食品药品监督网上查证其相应生产资质和产品用途说明，只有国家认证其资质的才是可靠正规的，不要听信偏方或使用"三无"产品。

对于已经形成的妊娠纹，在产后形体恢复后尽管可以减淡，但和正常皮肤仍有很大区别。只能通过外在的技术来改善外观。尽管有很多宣传能治疗妊娠纹的技术，但这些技术基本上都是通过三个机制来治疗妊娠纹的——减少早期的色素沉着、血管增生；改善晚期皮肤的萎缩、松弛和色素脱失；促进胶原的再生。

下面将治疗妊娠纹的技术按照不同的类别总结如下：

早期产生的红纹主要是由紫红色色素沉着和新生血管造成的，可以通过封闭血管、去除色素来治疗，如染料激光，IPL（590nm），1064nm Nd：YAG等激光。后期出现的萎缩性瘢痕或皮肤质地松弛问题可以运用黄金微针、点阵激光（剥脱式、非剥脱式）、滚针促进胶原的再生，恢复皮肤的平整和质地。对于白纹，可以用308准分子激光照射，促进黑素细胞的增殖迁移。

积雪苷、生长因子能促进愈合，减少瘢痕的形成，多磺酸黏多糖可以减少色素沉着。

皮内填充胶原蛋白可治疗表皮萎缩的裂纹，黑素干细胞移植可以改善白纹的色素减退。

临床上，医师往往多种治疗方式联合使用，比如微针联合胶原蛋白导入、IPL与铒激光连用等，这里就不一一具体介绍，医师会在咨询的时候根据每位患者的自身情况和意愿详细介绍。光电、注射和手术类的操作都有一定痛感，但基本不影响哺乳，妊娠期禁止进行这类操作，仅能在医师的指导下外用药膏和改变日常生活方式进行干预。

最后，需要说明的是，现在没有一种医美技术或手段可以完全治愈妊娠纹，故应早期预防为主，尽早干预，减少产生，后期形成后只能通过多种治疗手段同时配合，综合治疗，以期减轻症状。

参考资料

◎ 和晓琳，杨智. 妊娠纹发病机制及高危因素研究进展[J]. 皮肤病与病，2019，41（5）：660-663.

◎ 李静，陈维雅，蔡育银. 初产妇腹部妊娠纹的影响因素调查分析[J]. 上海护理，2018，18（7）：32-35.

◎ 陶红亮，徐山. 细说产后康复202个细节[M]. 上海：上海科学技术出版社，2015：135-136.

◎ 郭文星，张传朋，张爱华. 孕前肥胖及孕期体重增长过度对妊娠期并发症、分娩结局的影响[J]. 中国实用医药，2022，17（6）：36-38.

○ 婴幼儿皮肤的特点

婴幼儿皮肤很细嫩，也很脆弱，仿佛吹弹可破，那么他们与成人的皮肤到底有什么不同呢？前文提到过，成人皮肤面积约1.5～2m²，而新生儿的皮肤面积比例更大，其体表面积/体重比例是成年人的4倍，足月新生儿的皮肤厚度仅约1mm，这样的皮肤结构差异决定了其皮肤特点和生理功能与成人不同。

新生儿皮肤同样由表皮、真皮、皮下组织3部分组成，并有丰富的血管、淋巴管和神经，以及皮肤附属器等。皮肤附属器包括皮脂腺、汗腺、毛发、指/趾甲等。

新生儿的表皮很薄，发育不完善，同时免疫细胞的发育尚未完全成熟，导致新生儿表皮的防护能力比成人差，容易损伤，易受病原微生物的侵入，成为全身感染的门户。也由于表皮薄，使新生儿的皮肤渗透和吸收作用较强，因此在外用药物时，药物浓度应低于成人。

新生儿的真皮血管丰富，毛细血管充血，使新生儿皮肤呈粉红色。但由于其单位面积内血流量相对较大，易于散热，且汗腺调节功能尚未健全，使得皮肤体温调节能力较成人差，因此在过冷或过热环境下，容易着凉或受热。随着年龄的增长，到2～3岁汗腺调节功能才能逐渐完善。

新生儿皮脂腺分泌功能旺盛，出生时皮肤上常覆盖有一层油样胎脂。新生儿期常因皮脂分泌物堆积而形成乳痂，又因皮脂腺排泄不畅而发生婴儿痤疮或婴儿粟丘疹。随年龄增长，皮脂腺分泌相应减少，到了青春期又开始分泌旺盛。

真皮下方为皮下组织，由疏松结缔组织及脂肪小叶组成，又称皮下脂肪层。从胎儿第5个月起，皮下脂肪组织开始发育。在出生后半年内，皮下脂肪增长迅速，其顺序是面部、四肢，之后为躯干，最后是腹部，即出现"婴儿肥"。6个月后，皮下脂肪的增长速度逐渐减慢，至8岁后又开始增长，女孩较男孩的增长更为显著。

新生儿的头发有显著的个体差异，但此时头发的多少和颜色，并不决定以后头发的特点。足月新生儿的甲床发育良好，长度均可达到指（趾）的末端。

参考资料

◎ 江载芳，申昆玲，沈颖. 诸福棠实用儿科学[M]. 北京：人民卫生出版社，2015.

◎ 邵肖梅，叶鸿瑁，丘小汕. 实用新生儿学[M]. 北京：人民卫生出版社，2019.

◎ Rahma A, Lane M E. Skin barrier function in infants: update and outlook[J]. Pharmaceutics, 2022,14(2)：433.

○ 婴儿需要用日常护肤品吗？

很多妈妈认为，小宝宝的皮肤水嫩，自带天然保湿剂，根本不需要涂其他护肤品，果真如此吗？在前文中我们了解到宝宝的皮肤比成人薄，皮肤屏障功能尚未完全成熟，导致皮肤水分容易流失，外界的致敏物质也更容易通过宝宝的皮肤进入体内。因此，合理使用婴幼儿护肤品是十分必要的。

有研究表明，每天使用全身润肤剂可能有助于预防和延缓婴幼儿湿疹的发生。坚持长期使用润肤剂能减轻皮肤瘙痒、红斑等皮肤症状，增加角质层含水量，减少刺激物质的侵入。但在选择婴幼儿的保湿护肤品时，应尽量避免挑选香味浓郁和有鲜艳颜色的，因为护肤品中导致过敏的元凶就是其中所添加的色素、香精等。

参考资料

◎ Cooke A, Bedwell C, Campbell M, et al. Skin care for healthy babies at term: A systematic review of the evidence[J]. Midwifery, 2018, 56: 29-43.

◎ 陈戟. 婴幼儿皮肤水嫩，如何护肤才好[J]. 江苏卫生保健，2020（7）：38.

○ 婴幼儿护肤品有哪些类别？

婴幼儿护肤品可以简单地分为四类——滋润保湿产品、干爽类产品、清洁产品和防晒产品。

- ✛ 滋润保湿产品主要包括婴儿油、润肤霜、身体乳等，帮助皮肤缓解干燥。
- ✛ 干爽类产品则主要通过爽身粉等粉体，帮助婴幼儿吸收皮肤分泌的汗液，保证皮肤干爽，避免皮肤摩擦、皮疹等问题。
- ✛ 清洁产品以身体清洁为主，如沐浴露，起到去除皮肤表面污垢、细菌等作用。
- ✛ 防晒产品包括防晒霜，或使用防晒帽、防晒衣等物理遮挡产品。相较于成人的皮肤，婴幼儿的皮肤更薄，对紫外线的承受能力更差，更加需要注意防晒。

参考资料

◎ 裘炳毅，高志红. 现代化妆品科学与技术（上、中、下册）[M].
北京：中国轻工业出版社，2016.

○ 如何给婴幼儿选择护肤品？

婴幼儿皮肤与成人皮肤相差较大，婴幼儿皮肤更加薄、毛发比较稀少、更易敏感，婴幼儿的皮肤失水率非常高，可能和他们皮肤的屏障功能比较弱有关。和皮肤屏障有关的一个指标，就是天然保湿因子（NMF）的含量。而从相关研究中我们也可以发现，婴幼儿的天然保湿因子含量很低，虽然他们的皮肤看起来比较水嫩，但这是由于皮肤比较薄的缘故，皮肤细胞里面的锁水成分仍然是不够充分的，所谓来得快去得也快，皮肤更易干燥。在选择婴幼儿护肤品时主要以安全、舒适、温和清洁为主。

> **可以根据以下5点选择婴幼儿护肤品：**
>
> ① 选择专为婴幼儿研发的护肤品，儿童护肤品在外包装上标有"0-12岁儿童使用"的字样，此类产品的卫生检测更为严格。
>
> ② 尽量避免含有香精、酒精、人工色素等易过敏成分的产品。
>
> ③ 尽量选择使用温和防腐剂的护肤品，避免含有甲基异噻唑啉酮、羟苯酯类等对皮肤有刺激的成分。
>
> ④ 推荐选择使用天然植物油类的护肤品，如霍霍巴油、乳木果油、小麦胚芽油、甜杏仁油等成分。
>
> ⑤ 清洁产品推荐选择具有无泪配方的沐浴露、洗发露等，更加温和、不刺激婴幼儿的皮肤和眼睛。

○ 选择婴儿清洁类产品的注意事项

婴幼儿沐浴液和洗发液大多是通用的，在选择上应注意清洁剂、防腐剂、香精这三大类成分。婴幼儿的皮肤薄、更易敏感，选择婴幼儿沐浴液时首先要注意的是清洁剂，要选择清洁力更加温和的成分，例如癸基葡糖苷、椰油葡糖苷等温和型表面活性剂，避免选择含有月桂醇聚醚硫酸酯钠/铵（SLES/ALES）或月桂醇硫酸酯钠/铵（SLS/ALS）等刺激性强的硫酸盐类表面活性剂。然后是易致敏的防腐剂，如甲基异噻唑啉酮（MIT）、甲基氯异噻唑啉酮（MCIT）等，虽然防腐效果好、价格低，但是对皮肤具有刺激性，不适合婴幼儿使用。最后是避免选择含有香精或香味较浓的产品，香精对皮肤来说也是一大过敏原，尤其是欧盟规定的26种香料致敏原，更是碰不得，我们在工作时注意到，还是有不少不自觉的商家在做儿童清洁产品时会添加该类香精、香料。

6个月内的宝宝，大多数时候不需要使用清洁产品，用温水洁肤即可。使用清洁产品一般发生在婴幼儿能独立活动之后，物理遮挡等防晒方式效率变低，防晒霜开始使用的阶段，使用一些主要表面活性剂为烷基糖苷类的温和产品来卸除防晒产品，达到洁肤效果。身体部位使用一些温和的婴幼儿沐浴露也是可以的。

婴儿清洁产品主要由两性表面活性剂及非离子表面活性剂（PEG-80失水山梨醇月桂酸）组成，成人清洁产品中常用的阴离子表面活性剂在婴儿清洁产品中的用量相对较低。同时，表面活性剂总量也要比成人产品低。

○ 选择婴幼儿保湿类和干爽类产品的注意事项

婴儿护肤乳液和膏霜，如婴儿油、润肤霜、身体乳等，主要的功能与成人产品相似，对皮肤起着保护的作用。传统的婴儿护肤膏霜具有高油/水比，特别是在换尿布，清洁皮肤后使用，在腹股沟和臀部皮肤表面形成油膜，降低尿布与皮肤之间的摩擦，避免擦伤。

婴幼儿产品乳化剂的选择。在配制婴幼儿产品时尽可能选用刺激性低，对皮肤相容性良好的乳化剂，例如甘油脂肪酸酯类、山梨坦脂肪酸酯类、聚山梨醇酯类、脂肪醇聚醚类、脂基葡糖苷类。也有一些报道提出：使用"不含 PEG（聚乙二醇类）"和不含烃类的体系，使用甘油硬脂酸酯柠檬酸酯和聚甘油-4癸酸酯等，避免使用皂基乳化剂、硬脂酸钠和硬脂酸三乙醇胺。在润肤剂油类选择方面，尽可能使用天然润肤油分，如霍霍巴油、甜杏仁油等。选择矿油和矿脂应是不含有害石油馏分的精炼矿油和矿脂。有专家建议不使用羊毛脂类原料，如果使用应确保质量，不含农药和非疯牛病疫区产品。尽可能选用刺激作用低的防腐剂，如羟甲基甘氨酸钠、苯甲酸钠等，用量尽可能少。

干爽类产品，如爽身粉、痱子粉等，婴儿粉与一般爽身粉的区别是原料纯度高，粉体经过消毒处理，含香精量较少。婴儿粉可使用的原料包括下列品种：

> ╬ 矿物类粉料：滑石粉、高岭土、云母、二氧化钛-云母。
> ╬ 金属皂：硬脂酸锌、硬脂酸钙、硬脂酸镁、棕榈酸锌、肉豆蔻酸锌和月桂酸锌。
> ╬ 有机粉类：玉米淀粉、马铃薯淀粉、微晶纤维素、环糊精包裹微囊。

婴儿爽身粉要求选用纯度高的原料，滑石粉不应含有石棉残留物。粉体应进行消毒处理。不可使用硼砂作杀菌剂，可使用氧化锌作杀菌剂，对预防尿布疹有一定的作用。

○ 护理红屁屁的方法

 红屁屁

又叫作尿布皮炎，是新生儿时期常见的一种皮肤损害，表现为小屁屁潮红，伴红色斑丘疹或出现破溃、脓点及分泌物，宝宝常因局部不舒服而哭闹不止。

宝宝红屁屁主要是宝宝臀部长期处于潮湿环境中，再加上尿便等物质刺激所引起的。因此，保持皮肤的清洁干燥是防治宝宝红屁屁的主要措施。

首先，应当勤换尿布，每次大小便后均需更换，需要选择质地柔软、透气性好、吸水性强的尿布，必须大小合适，包裹时松紧适宜。《新生儿皮肤护理指导原则》规定新生儿每1~3小时更换1次，而非新生儿每3~4小时更换1次。如果宝宝出现腹泻症状，更要加强观察，尿布上有大便了就要更换，尽量减少尿便的刺激时间。

同时，要做好清洁工作。宝宝的皮脂腺分泌旺盛，分泌物氧化形成的皮脂酸易使霉菌生长繁殖，因此需要每日或隔日为宝宝沐浴。同时，每次换尿布时都要用温水洗净臀部或用柔湿巾擦净臀部，以减少对皮肤的刺激。

清洗完成后，还需要为宝宝涂上护臀膏。含凡士林和氧化锌的护臀膏是常用的护肤产品，可形成保护性屏障，防止臀部皮肤受到刺激和浸渍。《新生儿皮肤保护临床实践指南》推荐每次臀部清洗后涂抹含凡士林或氧化锌的护臀膏，既可预防尿布皮炎，又能促进已患尿布皮炎的皮肤愈合。同时，一些含有维生素A、维生素D、维生素E的润肤剂能够在皮肤上形成一层保护膜，在维持上皮细胞的完整性，增强上皮和黏膜的抵抗力，维持组织正常新陈代谢等方面也起到了一定作用，可以适当选择应用于宝宝红屁屁的护理。家长应当避免滥用含有激素或抗生素类药物，若局部皮损面积过大，或出现严重的破溃、渗出甚至流脓，一定要到医院就诊，在医师的指导下应用药物治疗，避免延误病情。

最后，在室温条件允许的情况下，可以把尿布垫在宝宝的臀部下面，让臀部充分暴露在空气中或阳光下，每日2～3次，每次10～20分钟，可以使臀部皮肤干燥，促进局部血液循环，并减少与尿布的摩擦，促进皮炎愈合。

尿布皮炎护理小贴士

爸爸妈妈在为宝宝清洗屁屁时，要避免用肥皂和热水烫洗，避免使用含有酒精的湿巾，以减少局部刺激。清洗完毕后要用毛巾轻轻吸干，而不要直接擦洗，以免因摩擦而加重局部皮肤损伤。在涂抹润肤膏时也应用棉签蘸取，贴在皮肤上轻轻滚动，而不能上下涂刷，以免加重疼痛和导致脱皮。

参考资料

◎ 邵肖梅，叶鸿瑁，丘小汕. 实用新生儿学[M]. 北京：人民卫生出版社，2019.

◎ 万兴丽，李霞，胡艳玲，等. 重症监护病房新生儿皮肤管理指南（2021）[J]. 中国当代儿科杂志，2021，23（7）：659-670.

◎ 刘青，周泉. 产后保健与新生儿护理[M]. 北京：军事医学科学出版社，2010.

◎ Brandon D, Hill C M, Heimall L, et al. Neonatal skin care: evidence-based clinical practice guideline[M]. 4th ed. Washington DC: Association of Women's Health, Obstetric and Neonatal Nurses, 2018.

○ 如何去除宝宝的头垢？

宝宝出生后2～10周，在头皮上可能会出现一些黄色的油腻性痂皮，如若清洗不及时则会逐渐积累增厚，人们常称它为头垢或奶痂，在医学上又称其为脂溢性皮炎，是由于新生儿受母体雄激素的影响，使皮脂腺分泌旺盛所致。

Q 我们怎样为宝宝清理头垢呢？

A 这种油腻性痂皮很难用清水清洗干净，首先要溶解脂肪和软化痂皮。可以用棉棒蘸取植物油轻柔地涂擦在头垢表面，再用温热毛巾在局部进行热敷，促进油脂浸润和软化，使头垢与头皮脱离，最后用干净的毛巾或梳子帮助孩子擦洗、梳理干净即可。切忌强行用手抠除，以免损伤宝宝头皮造成局部感染。

为避免宝宝头垢的产生和堆积，应当在平时定期为宝宝清洗头部，如果是母乳喂养，还应当注意妈妈自身的饮食情况，避免食用过于油腻的食物，以免头垢的产生和加重。

○ 如何清洁护理孩子的口腔?

孩子口腔的清洁护理同样重要，正确的口腔护理可以有效预防小儿龋齿病及口腔黏膜疾病的发生。关注孩子的口腔清洁护理，要从婴幼儿时期抓起，主要可以分为2个阶段来进行，即出牙前和出牙后。

〔 出牙前 〕

出牙前婴儿的口腔护理方式主要是在婴儿每次进食后用小勺喂1~2匙温水，使婴儿养成食后漱口的习惯，有助于保持口腔清洁，减少食物残留，降低龋齿的发生率。同时要注意观察婴儿的口腔状况，有时会发现婴儿口颊或舌上有残留奶块，可以给婴儿喝少许温水帮助冲去，切勿用纱布蘸水强行擦除，这样很容易损伤婴儿稚嫩的口腔黏膜，给各种病原体可乘之机。有时妈妈们会在婴儿牙床或上颚处发现一些米粒大小黄白色颗粒，即大家常说的"马牙"。这是一种正常的生理现象，是牙齿在形成过程中，不能被吸收的牙板向上角化增生，形成堆积的上皮细胞黏附在牙龈上形成的。马牙可随着进食、吮吸等摩擦而自然脱落，切勿挑破，以免感染的发生。

〔 出牙后 〕

出牙后孩子的口腔清洁就要用到乳牙刷了。清洁时让孩子头往后仰，家长将乳牙刷套在食指上，蘸取少量温水，清洁牙齿的内、外及咬合面，最后再用温水漱口。最好能在哺乳后或每晚睡前对刚萌出的乳牙进行清洁，并轻轻按摩牙龈，缓解孩子因出牙产生的不适感觉。

最后，还要提醒妈妈们注意保持乳头和奶具的卫生，这样也能有效预防孩子口腔黏膜疾病的发生。如每次哺乳前，都应清洗双手和乳头，擦拭乳头的毛巾、奶具等应在使用前进行彻底消毒，从而在源头上预防口腔感染的发生。

参考资料

◎ 苏发君，张彦，傅桂英，等. 婴幼儿口腔保健护理早期干预的效果观察[J]. 护理研究，2010，24（16）：1453-1454.

◎ 江载芳，申昆玲，沈颖. 诸福棠实用儿科学[M]. 北京：人民卫生出版社，2015.

◎ 刘青，周泉. 产后保健与新生儿护理[M]. 北京：军事医学科学出版社，2010.

○ 婴幼儿如何防皲裂？

皲裂是小儿在秋冬季节常见的一种皮肤病，常常发生于手足部位，表现为皮肤干燥、增厚，沿皮纹方向出现一些小裂口，常常伴有出血和疼痛，严重影响孩子正常的学习和活动。

◎ 为什么会出现皲裂呢？

> A 手足部位的摩擦、化学物质（如碱性清洁剂，橡皮泥、水晶泥中含有的苯酚、异噻唑啉类防腐剂等）的刺激，以及寒冷导致的局部毛细血管收缩，会使皮肤缺乏营养，这些都能够导致皲裂的产生。另外，当小儿偏食，缺乏维生素A、B族维生素，致使营养不均衡也是引起皮肤皲裂的原因，也可能因患手足湿疹、真菌感染而并发皲裂。

了解了皲裂的病因，才能更好地预防皮肤皲裂的发生。应当正确保护皮肤，冬季可给孩子戴好手套，减少寒冷刺激；避免孩子经常接触冷水及沙土；使用橡皮泥等玩具后，应及时洗手，避免防腐剂的残留；也要避免过度清洁，尽量用温和的清洁剂洗手，平时要多用温水泡手，每次洗完手后都涂抹无刺激的润肤油。同时，可以适量给孩子补充一些富含维生素A的食物，如猪肝、禽蛋等。对于手足癣和湿疹应积极就诊，及时治疗。

○ 婴幼儿蚊虫叮咬问题不可轻视

虽然蚊虫叮咬这件事对我们来说是一件很常见的事，觉得被咬完后大不了肿个包，三五天就消了。这对于免疫力正常的成人来说，的确如此。但蚊虫叮咬可以传播多种疾病，很多疾病成人感染了都会很危险，更何况是皮肤屏障脆弱、血脑屏障发育不完善、免疫系统不健全的婴幼儿呢？并且婴幼儿身体各个器官、功能正在逐步发育的过程中，某些蚊虫叮咬会造成不可逆的损伤和后遗症，伴随孩子一生，甚至致使孩子因此失去生命。故如何预防和及时处理婴幼儿蚊虫叮咬对于每一位家长都很重要。下面从以下几个方面介绍一下蚊虫叮咬婴幼儿后的后果为什么比成人严重。

婴幼儿皮肤尚未发育成熟，角质层很薄，皮脂膜、天然保湿因子分泌不足，毛囊皮脂腺单位功能尚不成熟，细胞间、真表皮间连接疏松，胶原稀疏且结构不成熟，含有较多多糖成分。这也就造成了婴幼儿皮肤屏障功能不完善，保湿能力差，易失水，稍一摩擦就会导致皮肤损伤，皮肤表面的毳毛没有阻挡作用，蚊虫的口器可以轻而易举地扎进皮肤，并后续易诱发感染、坏死。长期反复的蚊虫叮咬可能造成孩子皮肤质地的改变，留有的色素沉着不易消退。

在我们的脑血管部分，有一个由毛细血管内皮（主要是细胞间的紧密连接）、血管基膜、胶质细胞终足构成的重要屏障——血脑屏障，它能够阻挡细菌、病毒、寄生虫等有害物质通过血液进入脑组织，使脑组织少受甚至不受循环血液中有害物质的损害，从而保护人体的最高"指挥官"能协调有序地发出指令，维护机体正常功能活动。而婴幼儿血脑屏障发育不完善，不能阻止有害物质进入大脑，从而导致各种急危重症的产生，并常常留下终生后遗症。像感染乙型脑炎病毒后，成人或免疫功能正常的多为隐性感染并获得免疫力，而血脑屏障不健全的婴幼儿多侵犯脑组织，引起脑组织损害，可有痴呆、肢体瘫痪等后遗症，甚至死亡。

人体免疫由出生遗传而来的固有免疫和后天适应各种变化锻炼而来的适应性免疫两部分构成。也就是说刚出生的婴儿只有固有免疫，以及母体传递的部分适应性免疫抗体（胎盘、母乳），这部分抗体只能被动性消耗，不能源源不断地产生。当蚊虫携带的病原体进入人体后，并没有相应的适应性免疫来阻碍其损害人体，以至于病原体可以自由繁殖，没有"天敌"。而大量繁殖的病原体会导致各种严重疾病，从而引发各种严重后果。

还有就是婴幼儿年龄比较小，无法表达自己曾被什么样的蚊虫叮咬，甚至不能表述自己哪里不舒服，可能只会通过哭闹的方式提醒家长自己不舒服；或是蚊虫传播的疾病有较长的潜伏期，发病时虫咬处已痊愈。这会导致后续治疗时，医师只能通过各种理化检查、临床表现、地域常见疾病的推测来试探性治疗，很可能延误最佳治疗时间。故家长一定要多留心，无论是外出还是居家都需防止婴幼儿被蚊虫叮咬，宝宝不明原因的哭闹要及时、仔细地检查身上有没有被蚊虫咬过的痕迹，被蚊虫叮咬处也要及时对症处理，之后如有出现发热、惊厥等不正常现象立刻就医。

参考资料

◎ 周宁. 如何预防蚊子叮咬[J]. 家庭医学（下半月），2021（9）：18-19.

◎ 郭顺根. 组织学与胚胎学[M]. 北京：人民卫生出版社，2012：72-73.

◎ 王谦，高维娟. 病理学[M]. 北京：科学出版社，2017：201-203.

○ 婴幼儿如何防蚊虫叮咬？

婴幼儿的皮肤娇嫩，对热刺激敏感，体温调节能力、排泄分泌功能差，过于厚重的防护可能会引起一些问题，比如捂出痱子、浸渍性皮炎。而化学性的蚊虫驱避剂又多对婴幼儿皮肤、呼吸道黏膜等有一定刺激性。故婴幼儿预防蚊虫叮咬主要通过物理防护来实现。

居家篇 防护同前文驱蚊方法，婴儿床小，在床头床尾各放置一个打开的风油精来驱蚊也是一个不错的方法。部分驱蚊产品是有一定毒性的，两个月以下的婴儿禁用含有避蚊胺的驱蚊产品；柠檬桉叶油禁用于3岁以内儿童，家长在选购相关产品时应仔细留意产品说明中的适用人群以及配方表，做到万无一失。

外出篇 带宝宝外出时，尽量避免前往蚊虫多的地方以及夜间出门，比如说傍晚时分阴暗潮湿的小树林、垃圾站、水边等地。一定要减少宝宝皮肤的裸露，可以选择宽松透气吸汗、棉麻类的浅色系长衣长裤，袖口最好有松紧带，并将裤脚塞进袜子，这样可以杜绝爬虫爬进衣服内部，持续叮咬宝宝；如果是尚不能行走的幼儿，可以将其安置在带有蚊帐的婴儿车内，在室外时尽量减少蚊帐的打开次数。还有就是不要穿着鲜艳、图案繁杂的衣物，黄色等鲜艳的颜色对蜜蜂、甲虫等有更强的吸引力。过于浓烈的香味也会吸引蚊虫靠近，所以婴幼儿及家长要尽量避免使用香皂、气味浓烈的洗浴用品，防止香味"招蜂引蝶"。

参考资料

◎ 刘平，张鹏宇，冯兴龙，等. 昆虫的趋色性在虫害预测和防治中的应用[C]//第五届全国干果生产、科研进展学术研讨会论文集. 北京：中国农业科学技术出版社，2007：382-384.

◎ 尉吉乾，王道泽，王国荣，等. 不同色彩及改装的飞虫诱捕器对斑潜蝇的田间引诱性研究[J]. 植物检疫，2012，26（3）：21-23.

◎ 杨森，护肤与皮肤屏障[M]. 北京：人民卫生出版社，2019：10-11.

03

毛发健康

毛发健康基础知识

○ 毛发的生理特点和功能

毛发属于皮肤附属器，它看起来普通，却有着很多复杂、重要的功能，甚至毛发还传递着社会心理信号和性别信号，让我们一起来了解一下毛发的生理特点和功能。

╌ 毛发的生理特点

目前，毛发是我们身上已知的最硬的上皮衍生物之一。我们身上并不是任何部位都有毛发，比如手掌、足底、嘴唇、乳头、龟头、包皮内侧、大小阴唇内侧等部位没有毛发，这些部位的皮肤称为无毛皮肤。其他部位有长短不一的毛发，称为有毛皮肤。

毛发不是独立存在的，它和毛囊一起形成一个完整的结构体。

毛发位于皮肤以外的部分称"毛干"，位于皮肤以内的部分称"毛根"，毛根末端膨大部分称"毛球"，包含在由上皮细胞和结缔组织形成的"毛囊"内，毛球下端的凹入部分称"毛乳头"，包含结缔组织、神经末梢和毛细血管，为毛球提供营养。毛发一般可分为3类：终毛，毛干粗，颜色深，毛囊大，比如头发；毳毛，毛干细，颜色浅，毛囊小，比如手指指背侧的细软小毛发；未分类毛发，也称中间毛，大小介于终毛和毳毛之间，比较少，多见于白种人胸部、腹壁。

毛干

表皮

真皮

皮脂腺

立毛肌

毛乳头

毛球

毛发和毛囊的结构

　　我们再来看看一根毛发的结构。毛发由同心圆状排列的角化上皮
细胞构成，由内向外可分髓质、皮质和毛小皮。毛小皮为一层薄而透
明的角化细胞，彼此重叠如屋瓦状。

　　毛发的生长呈周期性，需要经历生长期、退行期和休止期。生
长期，是活跃性生长的时期，根据毛发的大小和部位不同而持续数周
到数年。人类头皮的终毛——头发，生长期持续2～6年，平均3年。
退行期，是生长期和休止期之间短暂的过渡阶段，持续约2～3周。
休止期，持续大约100天（3个月），毛囊处于静止状态。头皮终毛中
有85%～95%处于生长期，5%～15%处于休止期，只有大约1%处于退
行期。

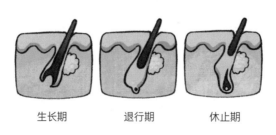

生长期　　　　退行期　　　　休止期

毛发生长周期模式图

毛发的生长周期基本是自主性的，但也会受不同因素影响，已经明确的因素有健康状况、激素水平、药物、怀孕、情绪等，还有很多未知的调控因素，需要我们进一步研究。

-|- **毛发的功能** ——————————————————————————————————— ●

毛干和毛囊分别有着不同的功能。

1. 毛干

毛干也就是皮肤以外部分的毛发，有很强的传递社会心理和性别信号的功能。人们常花费大量的精力对毛发进行修饰和保养，当它们受到损害，或者不能达到预期的样子时，就会产生沮丧和悲伤的情绪，进而影响其正常的社会功能。

毛干对皮肤受到的化学和物理性损伤起保护作用；毛干的外向运动可以清除皮肤表面的寄生虫、灰尘、碎屑等。不同位置的毛干在各自的岗位发挥着各自的作用。

-|- **头发**，一定程度上保护头皮免受损伤，包括对昆虫等物的防御，也能够减轻紫外线对头皮的伤害，同时头发还有御寒保暖、隔热散热的双向功能。

-|- **眉毛和睫毛**，面积虽然不大，但对眼睛的保护作用却至关重要，能够抵御汗液和外界的灰尘、病原微生物等进入眼睛。

-|- **鼻毛**，可以过滤吸入鼻腔的空气，阻挡大部分灰尘和异物，从而减少对鼻腔的刺激和伤害，同时可以保温，不让吸入鼻腔的空气过于寒冷。

2. 毛囊

　　毛囊是产生毛干的小器官，在皮肤以下，具有独特的"生长周期"。据估计，人类皮肤约有500万个毛囊，头皮、睫毛和眉毛共有大约10万个毛囊。毛干的色素是由毛囊色素单位的真黑素小体和嗜黑素小体的转运而获得。

　　毛囊是重要干细胞的储存器，比如角质形成细胞、黑素细胞，同时也是免疫细胞，比如朗格汉斯细胞（参与我们身体很多免疫活动的细胞）的储存器。

　　毛囊还是一个高度灵敏的触觉器官，因为受到很精细的毛囊神经支配，所以毛囊能够记录毛干运动引起的极轻微的触觉，比如昆虫、风和抚摸所致的轻微毛干运动。

　　此外，毛囊皮脂腺还可以产生皮脂等。

○ 为什么人的毛发性质各不相同?

　　不同人种的毛发外形和生理特点不完全相同，就头发而言，我们一起看看不同人种的头发都有哪些不同。

粗细不同

　　亚洲人的头发一般比较粗，直顺。非洲人的头发一般比较卷曲，而且发丝比亚洲人的纤细。尽管地区之间头发性质可能存在差异，但很难确定每个地区人群的头发到底有什么具体特征。相对于其他亚洲人的头发来说，中国人的头发非常柔软，结构中含有黑色素，而且不容易脱落。

横断面不同

　　头发的横断面一般呈椭圆形，有些呈三角形或者肾形，比如卷发。头发横断面呈椭圆形的比例非洲人最高，其次是欧洲人。而亚洲人的头发横断面更接近圆形。一般来说，亚洲人的头发从根部到发梢是均匀一致的。

韧性不同

　　亚洲人和欧洲人的头发同非洲人的头发存在一个很大的不同点，那就是断裂之前可以被拉长很多。因为不太容易断裂，所以需要更大的力量来拉断它们，我们称之为有韧性。实验显示需要大约1.2牛顿的力才能把亚洲或者欧洲人的头发拉断，而拉断非洲人的头发只需要一半的力（约0.6牛顿）。

黑色素含量不同

　　头发的颜色主要取决于毛囊里真黑素（棕/黑色素）和嗜黑素（红/黄色素）之间的比例。亚洲人和非洲人的头发真黑素占绝大多数（98%），可谓世界上颜色最深的头发。

密度不同

　　亚洲人、非洲人的头发密度（每平方厘米内的头发根数）比欧洲人的要低，平均250根/cm²。

○ 针对不同发质的护理

　　不同发质的特点不同，护理重点也不尽相同，可根据发质的特点，选择合适的护理方法。

〔 干枯性发质 〕

　　干枯性发质的特点是干燥、枯黄、无光泽。这类发质的人群头皮皮脂分泌少，发丝通常没有足够的油脂层来保护，所以色泽黯淡，干枯，很容易受到紫外线的损害。

　　相应护理方法：对于干枯性发质的头发，最好选择滋养功能强的洗发露，平时可以多梳头来刺激头皮分泌油脂。

　　油脂性发质的头发特点是爱出油，头发容易油腻。这类发丝的表面经常覆盖着油脂层，能很好地保护头发免受紫外线损伤，但同样也会因为皮脂分泌旺盛，容易堵塞毛孔，刺激毛囊和毛囊周围的头皮，形成皮炎，进而引起脱发。

　　相应护理方法：油脂分泌过多的人群洗发时水温不宜过高，水温高会刺激油脂分泌。可以选择相对清爽的洗发露，但也不要过于频繁地洗发。我们都知道，皮脂腺分泌的油脂有保护毛发的作用，如果洗发过于频繁，皮脂腺会得到分泌油脂"不够"的负反馈，进而分泌更多的油脂。头发还需要多梳理。

〔 受损发质 〕

　　受损发质的发丝比较细，缺乏弹性，容易断裂，没有光泽，还会有干枯的表现。受损发质是因为毛鳞片结构受损，导致头发表层的毛鳞片空隙加大，出现蛋白质流失严重的情况。

　　相应护理方法：受损发质和频繁烫发染发关系很大，所以受损发质在护理时着重头发修复。平时要多补充蛋白质和维生素等有利于头发的成分，帮助修复头发。

参考资料

◎ Bolognia J L, Schaffer J V, Cerroni L. 皮肤病学[M]. 4版. 朱学骏，王宝玺，孙建方，等译. 北京：北京大学医学出版社，2019：1086-1088.

脱发问题

脱发对人们的生活和心理会造成不同程度的影响，且随着生活水平的提高，人们对脱发的关注度一再升高，所以了解脱发的类别、原因和相应的护理方式显得尤为重要。

根据毛囊受损的部位，总体分为非瘢痕性脱发和瘢痕性脱发。

非瘢痕性脱发

广义指脱发部位皮肤没有明显的损害，毛囊干细胞区域没有受损，脱发基本是可逆的。常见的非瘢痕性脱发包括雄激素性脱发、斑秃、休止期脱发、拔毛癖等。

瘢痕性脱发

"瘢痕性"表示毛囊上皮被结缔组织所替代，毛囊干细胞区域发生永久性损伤，所以广义的瘢痕性脱发包含了因毛囊永久性丧失所致的所有类型脱发。常见的瘢痕性脱发有慢性皮肤性红斑狼疮所致的脱发，毛发扁平苔藓脱发，瘢痕疙瘩性痤疮引起的脱发等。

瘢痕性脱发所涉及的皮肤病通常和免疫性皮肤病、严重的感染性皮肤病等相关，本书在此暂不做详细介绍。非瘢痕性脱发在我们的日常生活中较为常见，我们将为大家介绍4类常见的非瘢痕性脱发，包括其成因、表现、一般处理方法，以及日常生活中的调护方法。

○ 斑秃

斑秃的表现

斑秃，是一种突然发生的局限性斑片状毛发脱落的疾病，可以出现在身体的任何部位。

有时候我们一觉醒来，突然发现头发掉了一块，或者理发的时候发现两块掉了头发的地方，也可能发现眉毛突然掉了一块……这些都是局部斑秃的主要表现。大部分人是没有任何感觉的，少部分人局部会有轻微的瘙痒感。

临床上，斑秃还会出现一些特殊的类型。斑秃病程中若头发全部脱落，称为"全秃"；严重的出现眉毛、睫毛、腋毛、阴毛和全身的毳毛全部脱落的情况，称为"普秃"。全秃和普秃的病程相对较迁延，且发病的年龄越小越难恢复，造成毛发的永久脱落。

一般情况下，斑秃的病程可以持续数月或数年，绝大部分是可以再生的，轻度的斑秃可以自行好转，但同时也会复发。当出现斑秃时应该及时到正规的医院和专科科室进行诊治。

斑秃的原因

目前，斑秃的病因并没有完全清楚，但大量的研究证实，有很多常见的因素与斑秃的发生有关，比如遗传、应激情绪、内分泌失调、自身免疫等原因。其中遗传易感性是斑秃发病的一个重要原因，大约25%的患者有家族遗传史。

除了遗传因素，我们更常见的是应激情绪造成的斑秃，比如近一段时间过于劳累，压力大，情绪紧张、焦虑等，或者出现了突发事件，这些因素会引起我们身体的一些免疫反应，使得毛囊处出现炎症和抗原抗体反应，导致毛发脱落。长期的失眠，或一段时间的低质量睡眠也可以导致斑秃的发生。各种原因导致的内分泌失调亦会引起斑秃，比如月经失调，甲状腺方面的疾病或相关指标的异常等。

斑秃的调护

出现斑秃后，要想一想自己出现斑秃的原因，或者及时就医让医师帮助自己分析原因。找到病因并及时去除可能的诱发因素，才能更快地恢复。大部分情况下，调节情绪，劳逸结合，不熬夜等方法，有利于斑秃的康复。

治疗过程中，可以多多梳理头发，按摩或轻敲头皮，以活血通络，促进毛发的生长。

对于出现全秃或普秃的患者，因为其病程相对较长，且在恢复的过程中病情可能出现反复，可以佩戴假发，以减轻心理负担，促进神经免疫调节紊乱的修复。

○ 雄激素性脱发

■ 雄激素性脱发的原因

雄激素性脱发，发生在男性身上称"男性型脱发"，而发生在女性身上则叫"女性型脱发"，也称"早秃"，是一种雄激素依赖的遗传性疾病。一般情况下男性多于女性，发病率和疾病的严重程度在两个性别中均与年龄呈正相关，而且白种人男性的发病率更高，约80%的白种人男性到了70岁都有男性型脱发。

该病的发病有两个重要的因素：基因和雄激素。

雄激素性脱发是一个多基因遗传疾病，基因来源于父母一方或双方。雄激素在本病中参与的过程相对复杂。青春期开始，雄激素睾酮和双氢睾酮起着不同的作用。睾酮的主要作用是肌肉量的增加、声音的改变、阴茎和睾丸的生长、阴毛和腋毛的形成以及性冲动。而与双氢睾酮相关的表现是颞区头发的退化、痤疮、前列腺生长，以及胡须区、外耳、鼻孔及肢体的终毛生长。而雄激素性脱发与双氢睾酮尤其相关。

人的身体里有一种叫"5α-还原酶"的活性酶，它会将睾酮转化为双氢睾酮。双氢睾酮在头皮毛囊区域分布较多，而且会引起毛囊和毛发纤维的微小化，也就是会让毛发变得又细又软。然而，这种变化是可逆的，如果皮肤和血液中的双氢睾酮水平降低，毛囊和毛发纤维的微小化也会减轻，这也是我们治疗雄激素性脱发的理论基础之一。

女性型脱发，生理病理改变大致和男性型一样，也是双氢睾酮对毛囊和毛发微小化的影响而致，而在表现上略有不同，分为青春期和青春期后出现，以及围绝经期和绝经期出现。在青春期后不久就开始出现雄激素性脱发的女性，一般有家族史，而在绝经期出现不仅和基因相关，还与雄激素代谢和其他激素有关系。

类型	形式
类型1:M型	
类型2:O型	
类型3:O+M型	
类型4:稀疏	
类型5:U型	

雄激素性脱发

■ 雄激素性脱发的表现

男性型脱发和女性型脱发在临床表现上有所不同。男性型更容易诊断，表现为对称性和渐进性。有关雄激素性脱发的分级、分型，目前使用较多的是Hamilton分级分型图，主要是根据额顶部和前额发际的后退以及顶部头发的变薄对男性型雄激素性脱发进行分类。

女性型脱发最常见的表现是头顶部弥漫性中央稀疏，前额发际线是保留的（图中的类型4），同时伴有头发细软。

也有不少雄激素性脱发的患者同时伴有头皮出油多的情况，有一部分人会进一步加重脱发的程度。

■ 雄激素性脱发的调护

从美观上讲，雄激素性脱发很大程度上会对患者的心理产生影响，进而影响正常的生活和工作。随着社会生活水平的提高，雄激素性脱发越来越受到人们的重视，伴有明显家族史的患者也越来越多地开始提早干预和进行正规治疗。

雄激素性脱发的治疗相对比较成熟且规范化，通过长期的临床观察，中药调理在一定程度上起到辅助作用，甚至有些患者对中药调理作用比较敏感，疗效满意。

虽然雄激素性脱发的主要因素是基因和雄激素，但基因和雄激素在我们身体中发生作用的时候，也会受到很多因素的调控，因此在我们的日常生活中，还是有很多需要注意的方面，能够减缓雄激素性脱发的发生和减轻脱发的程度。比如，在饮食方面，尽量少食甜辣油腻的食品；在作息方面，尽量不要熬夜。此外，洗发护发方面，依然是建议不要过于频繁地洗发，要多梳理头发。

○ 休止期脱发

■ 休止期脱发的原因

在本章的开始，我们介绍了头发生长的周期性生理现象，知道在正常的头皮中有5%～15%的毛囊处于休止期（平均3个月）。当各种原因导致大量的毛囊异常地同时进入休止期，引起脱发数量增多的情况称为休止期脱发。

目前的研究表明，休止期脱发是与我们全身疾病情况或生理状态改变最相关的一类脱发，并且无论从临床表现还是医学组织病理学来看，都是没有炎症表现的。

从休止期到退行期的平均时间为3个月，也就是说当引起休止期脱发的诱因出现时，一般3个月后头发开始脱落。这也是为什么当我们发现头发大量脱落的时候，需要往前推3个月左右来寻找原因。

引起休止期脱发的原因大致可以分为生理性、病理性和外源性三类。

生理性

新生儿脱发（新生儿枕秃）。

产后脱发。

病理性

发烧后（尤其是出现高烧之后）。

严重的慢性疾病。

严重的感染。

严重且长期的精神压力，情绪问题。

较大的手术之后。

内分泌方面的疾病，比如甲状腺功能异常等。

减肥的人，尤其是节食或低蛋白饮食的人，过度饥饿的状态导致的营养缺乏。

外源性（药物性）

一些阿维A酸、异维A酸类药物。

抗甲状腺类药物。

抗惊厥类药物（比如苯妥英钠、卡马西平等）。

一些重金属类药物。

以上这些原因，虽然作用机制不同，但都是改变了毛囊的生物钟，导致大量毛囊异常地进入休止期。一般情况下，有些一过性的病因、应激反应性的病因去除之后，毛囊进入正常的生长周期状态，脱发就会慢慢恢复至正常脱发量。

■ 休止期脱发的表现

毛发变得稀疏，并慢慢累及整个头皮，还会影响其他部位的毛发。头发的脱落量每日逐渐增加，一般可以大于100根，脱落的头发粗细长短基本一致，最后脱发量可以超过原发量的25%。

■ 休止期脱发的调护

生活中，我们最常见的休止期脱发的原因有产后、减肥引起的营养不良、较大突发事件引起的精神压力等，当我们找到了诱因并能够调整自身的状态时，可以改善休止期脱发的进一步加重，促进恢复。

如果我们不能找到明确的原因，需要及时到医院就诊，让医师帮助我们寻找病因，包括必要的检查，如甲状腺、全血等检查，及时去除病因，早日恢复正常。

○ 拔毛癖

拔毛癖的原因

我们会见到一些形状相对"奇怪"的不规则脱发斑，这个时候，需要考虑到一种特殊的脱发——拔毛癖。拔毛癖，实际是一种精神障碍类疾病的相关表现。这个名称是对"拔自己头发的病态冲动"的一种描述。

拔毛癖，现在被认为是"导致临床严重痛苦和损害的未分类的冲动控制障碍"，但也有一些研究者认为拔毛癖患者是比较特殊的一类人，他们有轻微的习惯性，或者有冲动控制障碍、人格障碍、心理发育障碍，或者有精神疾病。还有一些人在儿童早期也出现"拔自己头发"的行为，这些可以给予轻度的治疗，有些孩子甚至无须治疗，这种行为也可以消失。

总之，随着生活节奏的增快，生活、工作和学习压力的变大，拔毛癖出现了增多的趋势，而这类疾病往往容易被忽视，或者不能明确诊断而摸不清治疗的方向，进而耽误发量的恢复。

拔毛癖的表现

拔毛癖患者经常自己拔掉自己的头发，导致头发成片脱落，甚至全部脱落。脱发的区域形态都比较奇怪，没有规律，边界也不规则，而且患者在拔头发的时候常常伴有头发毛干的折断，这样在脱发区域摸起来会有些"粗糙"的感觉。

当"拔毛"的行为停止时，头发会慢慢地恢复如初。

拔毛癖的发生，与心理或精神类疾病相关，是轻度的心理问题，需要注意多加疏导，尤其是很多儿童出现拔毛癖的时候，需要家长及时关注，注意疏导孩子的心理问题。如果发现比较严重的问题要及时到心理专科进行规范治疗。当然也有一部分原因是出于家长自身，更是需要引起家长的重视和进行自身调整。

当拔毛癖涉及明确的甚至严重的精神疾患时，应该到精神疾病相关医疗机构及时就诊。

头屑问题

✕

○ 为什么会有头屑？

日常生活中，我们经常会发现自己或家人、朋友出现头屑增多的情况，那么"头屑"到底是什么呢？

> 头屑的主要成分是角蛋白，也就是坏死脱落的细胞。正常情况下，每个人都会随着皮肤的生理代谢，产生坏死脱落的细胞，一般是不明显的。

然而，当我们的头皮出现炎症等问题时，会导致正常细胞的坏死

03

毛发健康

161

脱落，就会产生超出正常情况的脱屑，我们就可以看到有不同程度的"头屑"产生。比如发生脂溢性皮炎的时候，头皮会出现散在的淡红斑片，局部会出现大量脱屑。有些人还会伴有头皮瘙痒，这些大部分是真菌感染所致，最常见的是糠秕孢子菌（真菌的一种）；有些人会伴有局部的毛囊、毛囊周围皮肤的炎症反应，可能与细菌菌群紊乱或寄生虫感染相关。此时，应到正规医院皮肤科就诊，找到自己头屑增多的原因，予以正确的对症处理。

○ 去屑洗发液的选择

头屑分为两种：一种是头皮的油脂分泌旺盛，真菌在头皮繁殖过多引起的头皮炎症性疾病，一般被归类为脂溢性皮炎；另一种是头皮角质形成细胞经受一定刺激后新陈代谢过于旺盛，不断进行更新，脱落下来的废旧角质层的堆积。

类型	原因	表现	解决办法	建议选用的成分
脂溢性皮炎	免疫系统对真菌反应过度；激素水平、压力、年龄导致的马拉色菌的繁殖能力增强	头皮变油变红，产生白色或黄色的鳞片	抑菌消炎；温水洗头	酮康唑洗剂或二硫化硒洗剂（每周用两次，当洗发水用）；水杨酸类洗发产品
干燥、刺激	头皮含水量太少，过于干燥；发用产品引发了接触性皮炎；年龄增长皮肤含水量下降	头皮不易出油，但还是产生头屑，而且轻挠头发头屑就会掉落	舒缓抗炎	OCT（吡罗克酮乙醇胺盐）、HD[己脒定二（羟乙基磺酸）盐]、甘宝素（氯咪巴唑）、苦参根提取物、丹参根提取物、黄芩根提取物、姜根提取物、川芎提取物、艾叶提取物

头皮瘙痒问题

✕

○ 头皮发痒是怎么回事？

头皮发痒有很多原因。

物理原因

各种原因没有按时洗发护发，导致一些灰尘或者正常代谢产生的头屑刺激头皮，会出现偶尔轻度的瘙痒，此种情况正常洗发即可解决。

过敏性疾病

当人体出现一些过敏性皮肤病，或其他过敏性疾病时，有些人的过敏反应会出现在头皮部位，引起局部头皮的炎症反应，出现头皮发痒的症状，此时对症治疗过敏性疾病即可改善头皮发痒的问题。

其他皮肤疾病

还有一些皮肤病会引起头皮发痒，比如银屑病、脂溢性皮炎等。有时头皮部位出现红斑、丘疹、水疱、脱屑等症状时，大部分人也会出现头皮发痒的情况，应到正规医院的皮肤科予以正确的治疗，包括口服和外用药物，逐步改善症状。

头皮发痒严重会影响人们的生活和工作，应及时找到原因，予以正确的处理，避免错误的方法加重症状，同时应避免过度搔抓，否则可能导致头皮感染。

○ 止痒洗发液的选择

头皮发痒的原因不同，需要根据症状类型有针对性地选择止痒洗发液。这里给大家列出了五种不同的头痒类型以及对应的选择洗发液时应该考虑的方面。

类型	原因	洗发水功效	成分选择
真菌性头痒（经医师诊断）	头皮菌群环境失衡，有害菌大量滋生	抑菌消炎	吡硫鎓锌（ZPT）、吡罗克酮乙醇胺盐、酮康唑、氯咪巴唑、水杨酸
出油性头痒	头皮菌群环境失衡，有害菌大量滋生	控油止痒	水杨酸、烟酰胺、果酸、葡糖酸锌、吡咯烷酮羧酸锌、无患子提取物、辣薄荷提取物、互生叶白千层叶油
干燥性头痒	头皮菌群环境失衡，有害菌大量滋生	滋润修护	霍霍巴油、聚二甲基硅氧烷、聚二甲基硅氧烷醇
损伤性头痒	过度清洁或者用不适合、比较刺激的洗护发产品，造成头皮屏障受损	密集修护	避开易致敏防腐剂（甲基异噻唑啉酮、DMDM乙内酰脲、咪唑烷基脲）和刺激性表面活性剂，如月桂醇硫酸酯钠（SLS）
堵塞性头痒	过度清洁或者用不适合、比较刺激的洗护发产品，造成头皮屏障受损	舒缓修护	泛醇甘氨酸、维生素E、红花葡糖苷、海藻糖、葵花籽油、龙胆提取物

白发问题

✕

白发，是指头发全部或部分变白。

○ 白发的分类和原因

白发分为病理性白发和生理性白发。

生理性白发　指随着人体的衰老，色素细胞的功能衰退、数量减少，参与黑色素形成的酶的活性减退，导致黑色素产生减少，形成白发。

病理性白发　病理性白发和许多因素有关。大致可以分为内分泌性、物理化学性、临床疾病性、遗传性等。

· **内分泌性**

比如不规律的作息、情绪因素等，引起内分泌的失调，造成黑素细胞等凋亡，导致头发过快、过早变白。

· **物理化学性**

有些药物会引起头发变白，比如治疗一些免疫病的磷酸氯化喹啉、麦酚生等；日光暴晒也会导致头发变白，且干燥无光泽。

- 临床疾病性

比如白癜风，发生在头皮的白癜风，会表现为局部片状头发的变白，一般边界较清，可单发或散发。斑秃的患者，部分在疾病恢复的过程中，出现掉发局部的新生白发，而后再慢慢变黑。

- 遗传性

遗传因素在白发的发病中是一个非常重要的因素，很多流行病学研究发现部分白发有着明显的遗传倾向，主要是常染色体显性遗传。

○ 白发的中西医治疗进展

中医治疗

目前中医治疗白发主要是根据辨证分型论治，内服、外用中药以清热凉血或滋补肝肾为主，有些配合针灸治疗，取得了一定的疗效。

西医治疗

西医治疗目前主要是针对病因的处理。比如，如果是某些药物引起的，避免使用这些药物就可以。对于缺乏维生素及矿物质的，补充相应的维生素和矿物质即可。对于某些疾病引起的，以治疗原发疾病为主，而一些原因不明的白发，由于目前缺乏对其发病机制的认识，没有可供选择的物质，大多数人只能选择使用染发剂改变发色。

脱毛的问题

✕

"要想6月美，3月来脱毛。"近年来，越来越多的"毛姑娘"开始采用各种方式脱毛。一来为了美观方便，其次某些脱毛方式还可以达到嫩肤的效果。总体来说，我们可以将脱毛分为物理性脱毛、化学性脱毛和光电类脱毛三类。

○ 物理性脱毛——刮刀剃毛

刮刀剃毛实际上就是简单地用刮刀、剃刀等工具将毛发剃除。

刮刀剃毛简单、迅速，无痛感，成本也低。在操作的时候建议选用大小和形状适合自己的刮刀，并结合使用剃毛泡泡等，来软化毛发和润泽皮肤，以免刮刀伤及皮肤。缺点就是毛发很快就再长出来，需要频繁反复剃除。虽然反复剃除毛发从生理学的角度不会对毛发有影响，但实际上有很多人会出现代偿性的毛发变粗。所以，刮刀剃除毛发一般只用于紧急需求，或者不适合其他方法的私密部位临时刮除。

○ 物理性脱毛——蜜蜡脱毛

蜜蜡脱毛即使用略高于皮肤温度的蜜蜡膏，敷于需要脱毛的皮肤表面，以撕脱的方式，将毛发拔出。

这种方式比刮刀削除毛发维持的时间相对会长些，有的人可以维持2~3个月。但本方法毕竟属于强力撕脱，多少会对皮肤和毛囊造成损伤，甚至有些皮肤敏感的人会对蜜蜡本身产生刺激和过敏的反应。因此，并不十分推荐该方法。这也是皮肤状态健康，临时需要的操作方法。

○ 化学性脱毛——脱毛膏

脱毛膏脱毛，是利用脱毛膏的化学成分，将毛发溶断，并不推荐使用此方法。一是脱毛膏极易引起过敏反应，有些脱毛膏的成分刺激性大，也会伤及皮肤。二是使用脱毛膏脱毛只是使皮肤表面的毛发断掉，并不能永久脱毛。

化学性脱毛是指用脱毛膏进行脱毛的方式。

○ 光电类脱毛——光子脱毛

光子脱毛，就是选择对毛囊中黑色素起特定作用的波段的光，选择性地破坏毛囊，以达到永久脱毛的效果，不会伤及其他的皮肤组织结构。

光子，即强脉冲光（IPL）。强脉冲光总体上的作用机制是"选择性光热作用"，利用不同组织对不同波段的光的吸收作用，靶向地对不同的组织问题进行作用，比如色素、血管、胶原蛋白等。

同时，光子还有嫩肤和收缩毛孔的作用，几次的光子脱毛下来，会发现同部位的皮肤光泽度更好了，更细嫩了。但是，由于毛发的生长呈周期性，不同时期的毛囊结构也有所不同，对光的吸收也有所不同，因此脱毛需要多次来完成。一般来讲，间隔6～8周进行一次脱毛为宜，不要短于4周，也不要间隔时间过长，否则会使脱毛的效果大打折扣。此外，毛发的颜色和粗细也会影响脱毛的效果，毛发颜色越浅、越细软的，对光越不敏感，治疗次数也会越多。比如，腋毛脱毛可能需要4～6次，而唇毛脱毛有可能需要10多次。

○ 光电类脱毛——激光脱毛

较光子而言，激光的波长单一，所以靶向作用更强，更有针对性。对于毛囊黑色素含量高的毛发效果强，对于黑色素含量少的效果不理想。

现在比较流行的冰点脱毛，就是在激光、光子脱毛机器的基础上，安装上冷却头，这样有效降低了激光、光子作用过程中的灼热感，降低疼痛感，以及减少热损伤。

○ 光电类脱毛——家用激光/光子脱毛仪

这一类电器属于家用电器，其原理就是激光、光子脱毛的原理，只是为了安全，将能量降低，以确保在家自行操作的安全性。然而，脱毛的效果也会降低，需要频繁多次进行，且有可能达不到"永久"的效果。

无论是使用哪种光电仪器进行脱毛，都有以下需要注意的事项。

- 任何的光电类医学美容术后都需要防晒，激光脱毛也是一样的。在治疗前后均不要在日光下暴晒。
- 激光、光子脱毛后，不要用过热的水冲洗脱毛的部位。少数人毛囊反应比较重，即脱毛治疗后，局部毛囊会出现淡红色丘疹或小风团，伴有轻度的瘙痒或刺激感，可以用冷水或冷敷贴局部湿敷，以缓解局部的炎症反应。
- 激光、光子脱毛后，局部皮肤会相对干燥，可以适当地加强保湿。
- 同时，在光电脱毛的治疗期间不要用其他的方式脱毛，包括物理方式或化学方式的脱毛，因为它们都会引起局部皮肤的刺激，个别人还会加重炎症反应，导致局部皮肤敏感或色素沉着等。

参考资料

◎ Bolognia J L, Jorizzo J L, Rapini R P. 皮肤病学[M]. 2版. 朱学骏，玉宝玺，孙建方，等译. 北京：北京大学医学出版社，2015：1085.

◎ 杨淑霞，余进. 常见甲与毛发疾病图鉴[M]. 北京：北京大学医学出版社，2021.

◎ 张学军. 皮肤性病学[M]. 7版. 北京：人民卫生出版社，2008.

毛发洗护问题

✕

○ 洗发产品的变迁与主要类型

洗发产品的诞生是为了清洁头发头皮上残留的皮脂，洗发产品中还含有护发成分。我国古人常用皂角熬制洗发水，也有部分地区的人喜欢用淘米水洗发。从时间上看，近代洗发产品经历了五次迭代：

第 1 次　第一次发生在20世纪初，肥皂洗发是主流，但偏碱性，常在头发上看到白色钙皂沉积物。

第 2 次　20世纪30年代到60年代发生第2次迭代，含月桂醇硫酸酯钠、月桂醇聚醚硫酸酯盐的洗发水抢占了市场。

第 3 次　20世纪60年代后期到70年代初期，出现了洗护二合一香波，创新性地在洗发产品中加入了头发调理剂，如季铵盐、矿油、季铵化聚合物、蛋白质水解产物等，使头发更易梳理，这种二合一的洗发产品一直广泛流行至20世纪90年代。

21世纪初期，人们更加注重成分的安全性、温和性和原料可再生性，烷基糖苷、椰油酰基丙基甜菜碱等这些高效、无毒、可生物降解的非离子表面活性剂，成为洗发产品的主要清洁成分。

近十年来，香氛、无硅油、氨基酸、头皮清洁等概念相继火爆，洗发泥、海盐洗发膏、氨基酸洗发水、香氛洗发水、无硅油洗发水等相继出现，呈现百家争鸣的态势。

由于洗发产品越来越细分，分类难度也逐渐加大，这里主要从形态和功能两方面做划分，帮助大家理解和选择。从形态上主要有以下剂型，如洗发液、洗发凝胶、洗发膏、洗发粉、洗发皂等；从功能上划分，可以分为舒缓修复、清爽控油、去屑止痒、保湿修护、防脱育发、深层滋养、头皮养护等。

○ 不同发质的洗发产品选择

根据发质的不同，选择适合自己的洗发、护发产品很重要。

发质	特点	洗发产品
干性	头发上的油脂较少，干枯无光泽，易分叉。容易做烫发和染发造型，但难以保持长久	滋养护发类洗发水、护发素
油性	头发上的油脂过多，油光发亮，常常附着较多的污物或头皮碎屑，头发贴附在头皮上，难以做烫发和染发造型	控油清爽类洗发水，盐类头皮清洁膏

发质	特点	洗发产品
混合性	发根部比较油，发梢部分干燥甚至分叉	清爽控油氨基酸洗发水，深层修护发膜
损伤	头发分叉、不柔顺、不伏贴、孔隙度较大，显微镜下表现为毛鳞片脱落，烫染发效果不好	深度滋养修护类洗发水及发膜
中性	头发的油脂量适中，不油腻、不干燥，有健康的光泽，发质柔软、顺滑，易于烫发和染发	丰盈保湿类洗发水及发膜
抗拒（沙发）	头发较粗、较硬，显微镜下表现出毛鳞片较厚和层数较多，难以定型和梳理	含有氨基酸的酸性洗发水，护发产品换成高保湿力的洗发水和护发素

○ 护发素与发膜的区别及使用场景

早期的护发素和发膜最大的区别在于使用方式的不同，护发素用在洗完头发后，直接涂抹于发尾，帮助缓解清洁带来的头发干涩，不易梳理的状态，用于日常的头发护理。发膜也是在清洁后使用，但需要加热处理，打开毛鳞片来帮助营养成分的渗透，早期专供美发沙龙。近些年，很多品牌推出了免洗发膜、免加热发膜、三分钟发膜等用于日常护理的发膜。从配方角度来说，护发素和发膜在成分上的差异并不大，主要由表面活性剂、头发调理剂、保湿剂、抗氧化剂等成分构成，两者的研发思路都是营养发丝，如果非要做个区分的话，笔者认为发膜比护发素的膏体更加厚重，调理剂和功效成分的添加量相对更多，更能深度滋养头发，但对于本身发质好的人来说，发膜也有可能增加负担，让头发有黏腻感。

类别	质地	作用方式	效果	使用频次	使用场景
护发素	乳液状	附着在头发的表面，抚平毛燥，顺滑头发	让缠结的头发柔顺，易于梳理	搭配洗头频率使用	洗发后，适量涂抹于发尾，用清水冲洗干净
加热发膜	膏状	透过毛鳞片，渗透到皮质层，深层修复	帮助修复头发损伤，让头发柔顺有光泽	一周一次	清洁头发后涂抹均匀，覆盖热毛巾或戴电热帽，停留15～20分钟，冲洗干净
免加热发膜	膏状	头发调理剂部分附着在毛干受损位置，帮助毛鳞片闭合	针对性修护发丝损伤，缓解干枯、分叉、毛燥	一周两次	洗发后，涂抹于发丝，停留3～5分钟，冲洗干净

○ 护发精油的使用

一般我们能买到的护发精油并不是我们认为的蒸馏压榨出来的挥发性精油，而是一种混合物，一般包含植物油、硅油、抗氧化剂、头发调理剂等成分，这些油性成分通过加强脂蛋白层的疏水作用，防止毛小皮膨胀脱落，从而维持发干完整。

那护发精油怎么用呢？一般早上起床容易"炸毛"的头发，可以涂上一点，除了缓解毛燥，还可以保护头发免受紫外线的伤害，烫染发质尤其适合；洗完头发吹到半干状态，适量涂一些护发精油可以减少吹风机对头发的热损伤；洗头前，如果头发比较干燥且打结，可以涂一些柔顺头发，减少清洗过程中拉扯头发引起的掉发。

○ 烫发剂的作用原理

头发的基本成分是角质蛋白，它主要由多肽链组成，其中含有三类链键：氢键、盐键、二硫键。这些键的相互作用影响头发的物理、化学性质。

烫发的原理是让头发里的蛋白质变性，改变头发里的二硫键来达到烫发的目的。

我们再来了解一下烫发剂的使用流程，先在头发上涂软化药水，也就是含巯基的化合物（还原剂），目的是先让头发软化，然后用不同的卷发夹固定头发，再涂定型药水，其实是氧化剂，目的是建立新的二硫键，期间还需加热、冲洗等步骤。

还原剂也就是我们常说的软化膏，作用于头发中的角质蛋白，特别是打开肽链间的二硫键，让头发中的蛋白质变性。即其三维结构被改变，这个阶段，头发变得柔软且易于塑形。

氧化剂可帮助新的二硫键建立。烫发改变的其实是二硫键之间的配置。通过断开原有的二硫键，并在头发被设置成新形状后重新形成这些键，使得头发出现波浪卷、大卷或者小卷等造型。最后，当头发经过冷却、冲洗、晾干后，这些重新配置的蛋白质结构，以及二硫键在新位置上的重组，共同作用使头发维持新的卷曲状态。

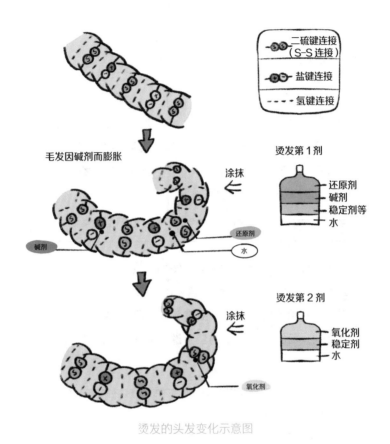

二硫键连接
（S-S连接）

盐键连接

氢键连接

毛发因碱剂而膨胀

涂抹

烫发第1剂

还原剂
碱剂
稳定剂等
水

还原剂

碱剂

水

涂抹

烫发第2剂

氧化剂
稳定剂
水

氧化剂

烫发的头发变化示意图

○ 烫发应注意些什么？

· 烫发不宜太勤，尤其是头发特别细软的人，以间歇半年或一年烫发一次为佳。

· 烫发后的48小时内不建议进行染发，洗脸、洗澡时勿弄湿头发，以免使烫发吸湿变形。假如头发被浸湿，不可用梳子梳理，以免头发变形。

- 为保持发型持久，枕头不宜太软，将易变形的头发用卷筒按原卷曲纹路卷起来，用头巾或帽子包好，第二天拆下卷筒，稍加梳理即可；不要戴过紧的工作帽，若戴帽，宜将头发先梳平整，然后戴上。

- 烫发后，不可为了保持发型而过久不洗或减少梳头次数，否则易导致头发不卫生、不美观。

- 软化剂是碱性溶液，多少有点刺激性，应尽量做好头皮和头发的防晒工作。

○ 染发剂的作用原理

我们的每一根发丝在结构上可以分为三层，分别是位于最外层的毛鳞片，也叫作毛小皮，为扁平的鳞状结构，数量虽少，但可保护头发不受伤害，中间层的角蛋白由多层纺锤状细胞所构成，为头发的骨干也是最主要的部分，以及位于核心层的毛髓质。染发剂一般作用于发丝的外面两层，染料渗透度越深，染发的固色效果越好，但对头发的损伤也越大。

现在市面上的染发剂从脱色时间上来划分的话，大致分为以下三种：

即时性染发剂

一般是用水溶性染料作用于头发表面染色。可用碱性、酸性、分散大分子染料制成液状、膏状涂抹产品，还有的将染料溶于水溶性聚合物的液体介质中制作成喷雾状产品。其色素仅附着于发丝表面，从外观上改变了发丝的颜色，但由于染料未与发丝接触得更为紧密，只是暂时性地附着，所以色牢固度较差，容易冲洗干净。这类染发剂只能坚持到下一次洗头，但其对头发的损伤极小，一般用于演出、化妆等。

半永久性染发剂

染发剂可通过内外环境的浓度差渗透进入发丝内，染发剂分布在毛鳞片及角蛋白外缘，这类染发剂大约可以维持1个月，主要染料有硝基苯二胺、硝基氨苯酚、偶氮型酸性染料等，常见的产品有泡泡染发剂。

永久性染发剂

所谓永久性染发剂，并不是染发后永不褪色，而是比即时性和半永久性染发剂效果持续时间长，也是我们常在理发店使用的染色方式。其原理是利用碱性物质打开毛鳞片，染料以中间体的形式进入发丝内部。染发剂的作用过程一般分为两步：第一步是脱色，即染料中间体与过氧化氢分解产生的氧气发生反应，产生的活性氧可以分解黑色素，达到头发脱色的目的；第二步是着色，染料中间体本身是无色的，但在过氧化氢的作用下，可被氧化，与染色剂中的相关物质组合，显现出相应的颜色，在发丝内发生聚合，形成大分子聚合体，实现着色。

通常这类染发剂由AB两剂共同构成，A剂为染色剂，以氧化染料中间体邻、对苯二胺为主，加之碱化剂、螯合剂等共同构成；B剂为显色剂，显色剂（氧化剂）主要成分为过氧化氢，即双氧水。

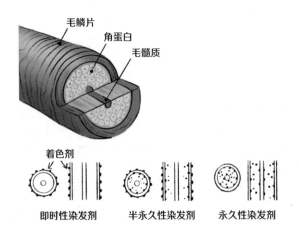

染发

178

○ 染发应注意些什么？

〔 染发前一天避免洗头 〕

　　染发剂中有很多作为着色剂的化学成分，如间苯二酚、氢醌、p-苯二胺、p-氨基苯酚等。虽然这些成分在全球范围内允许使用，且规定了限量要求，但只要皮肤接触了或多或少都会受到损伤。提前一天不洗头，头皮自然分泌的油脂可以在染发剂与头皮中间形成一层屏障，保护头皮免受有害物质的进入。

〔 避免暴晒 〕

　　永久性染发剂使用的染料中间体多为胺类或酚类，这些物质都可能对头皮造成刺激。此外，永久性染发剂的染料中间体进入发丝后，还需要使用3%~10%的过氧化氢，促使发生聚合，形成体积较大的结合体，这个浓度很容易带来皮肤刺激，所以刚染完发的头皮较脆弱，应避免暴晒。

〔 定期护理 〕

　　染发是通过氧化染料在头发内部发生聚合作用形成高分子色素来完成染色过程，这个过程中不可避免地会破坏头发的内部组成结构。当毛鳞片受到损伤而变得粗糙，甚至出现毛鳞片的剥蚀，造成毛鳞片的结构不再完整、连续时，无法保持发丝内的水分和营养物质不丢失，那么随后就很容易出现发丝干枯、分叉，失去弹性而不再柔韧。定期护理可以抚平粗糙的发丝表面，填充受到损伤的毛鳞片，实现头发的顺滑和光泽。

〔 染发后洗护产品的选择 〕

　　刚染完头发后，我们的头皮或多或少会遭受染发剂的刺激，此时头皮较敏感，应尽量避免使用含有羟苯酯类防腐剂的洗护产品。此外月桂基硫酸钠类的洗发产品清洁力过强，会加速头发颜色的流失，易造成头皮的过度清洁，也应避免使用。

○ 天然染发剂的特点

天然染发剂的成分来源于植物提取物，区别于化学染发剂，植物性染发剂的作用原理有两种：一种是色素吸附型，利用植物性染料与阳离子表面活性剂络合成细小颗粒，覆盖在头发表面；另一种是金属盐络合型，植物中的活性成分与金属盐络合成有色络合物，渗透进头发的毛鳞片层或角质蛋白层。植物性染发剂的显著特点是安全、不易过敏、色彩自然，但其成本较高，染色程序复杂，所需的时间长，且不易上色，尤其是白发染黑发难度更大，颜色在持久度上不如化学染发剂。

○ 焗油对头发的保养作用

焗油是一种护发方法，现在常见的叫法是护理。一般是在头发上涂抹油分含量较高的护发产品，再用物理加热的方法打开毛鳞片，让营养物质进入发丝，改善头发毛燥干枯的状况，顺滑发丝，使发丝的光泽感更好。与护发素相比，焗油对发丝的滋养程度更加深入，一般需要一周一次，尤其是烫染受损的头发，焗油的护理效果更佳。

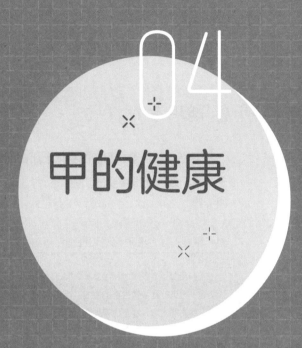

04

甲的健康

甲的基本知识

○ 甲的功能

别看指（趾）甲在我们的身体上所占的面积不大，它们实际上有很多被我们忽视却很重要的功能。

具有重要的社会心理信号和性别信号功能

人们花费了很多精力和物质来装饰、处理和保养指甲，通过甲的颜色、形状、长度等，可进行社会和性别的交流。当指（趾）甲丧失或者受损，人们大多会产生沮丧、悲伤的感觉，甚至出现社会功能障碍。

保护肢体的远端免受伤害

比如，若没有趾甲的保护，当脚被踩或砸到时，会直接伤害足趾趾端的皮肤甚至骨骼。再比如，手指甲在日常生活中帮助我们抵挡了很多如高热、锐器、化学品刺激等带来的伤害。

有助于指尖的触觉分辨和精细运动

相信很多人都有过类似的体验，当手指甲被剪得很短时，再去试图捡地上的细碎纸屑，打开易拉罐等，这些动作就有些难完成了。

若没有足甲，还可能影响我们的跑步、跳跃等运动能力。

在日常工作中，皮肤科医师经常特意叮嘱患者把指甲剪短，是为了减少患者对皮肤破损处的搔抓。同时，我们也会用指甲去帮助洗刷皮肤上的顽固污垢。

○ 甲的结构

下图中展示的完整结构，被称为一个完整的"甲单位"。

┼ 甲母质

甲母质是甲单位中最重要的组成部分，是具有分化能力的上皮，用来形成甲板。一般情况下，我们的甲母质有1/3可以透过甲板看到，就是我们所说的"月牙"，又称作甲半月。

┼ 甲板

甲板是透明的，由甲母质上皮产生，成分是一种硬角蛋白。所以，很多人认为指甲软了、脆了，就要补钙，这是错误的概念，甲板成分不是钙，而是一种蛋白。

甲板有里外两面，外侧最常暴露在环境中，我们叫它背侧，里侧牢牢附着在甲床上，我们叫它腹侧。

┼ 甲床

甲床位于甲板下面，由纵向的脊和凹槽组成。这种结构，可以解释很多生理状态的改变和疾病的临床表现，后面会给大家详细介绍。

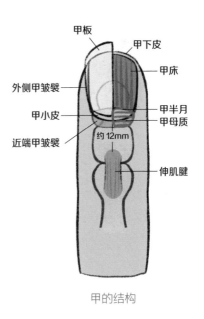

甲板
甲下皮
甲床
外侧甲皱襞
甲半月
甲小皮
甲母质
近端甲皱襞
约12mm
伸肌腱

甲的结构

✦ 外侧甲皱襞

外侧甲皱襞是甲板两侧的皮肤结构。

✦ 近端甲皱襞

近端甲皱襞是甲板近端的皮肤结构。近端甲皱襞的背侧和指（趾）背侧皮肤相连，腹侧和甲母质相接。

近端甲皱襞和外侧甲皱襞的功能是支撑和保护甲板。

✦ 甲游离缘

就是我们经常修剪指甲的那个位置。

✦ 甲小皮

近端甲皱襞末端产物是甲小皮，紧密黏附于前甲板，封闭和保护甲组织，防止周围环境中的病原体和刺激物进入。很多人在做美甲的时候会人为地破坏甲小皮的结构，这其实是对我们甲的损伤行为。

○ 甲的生理特点

和毛发的周期性生长不一样，甲的生长是连续性的，从胚胎发育的第15周开始，甲板就在不间断地生成，直到生命终结。正常的情况下，手指甲平均1个月长3mm，脚指甲平均1个月长1mm。甲的生长可以在任何时候受很多因素影响，比如年龄、系统疾病、药物等，这些影响都或多或少地在甲板上有所体现，导致一些甲改变。

○ 指（趾）甲的护理

指（趾）甲虽然坚硬，但也容易受外界物质影响，产生变形、变色、灰蒙等不好的变化。健康的指（趾）甲应该是表面光滑、红润有光泽、厚薄适中、不易折断的。指（趾）甲护理是有必要的，应当注意以下五点：

- 适度修剪指（趾）甲。过长的指（趾）甲不仅容易藏污垢，难以清理，而且容易断裂。因此，我们应该定时修剪指（趾）甲，但也不能剪得太短，过短会使甲床暴露过多而受损。修剪时大致沿着甲前端空白交界处稍外一点即可，两侧也不宜剪得太深，以免产生嵌甲，造成甲沟疼痛、红肿，甚至感染。

- 做好日常清洁。在洗手时，可将五个手指尖并拢在另一手掌心旋转摩擦，清洗指甲。在洗澡、洗脚时也可以使用沐浴露，认真清洗甲面。对于嵌入甲缝的污物也应该用指甲刀掏出或小刷子刷除，但避免过于深入而损伤甲床。

- 避免不良习惯。出现倒刺时要及时处理，但不要用牙齿或手去剥除，可以用细剪沿倒刺根部小心地剪去，防止出血感染。如果有咬甲、啃甲、磨甲等不良习惯，也应该及时改正，以防损伤甲板，使其不美观。

- 避免接触有害物质。不要使用劣质的指（趾）甲油，不要经常接触含酸、酒精的制品，避免接触各种酸碱性强的物质及其他有害成分。平时可以戴手套防护，也有一些护甲产品，如甲霜、甲膏等，可以在甲面及其周围形成油脂层，起到一定的保护、润泽、营养甲面的作用。

- 经常锻炼、作息规律，及时治疗疾病。甲的颜色和状态与人的身体健康密切相关。例如，贫血时甲会变白，真菌感染会使甲变黄、变浑浊，甚至增厚等，甲青紫提示血液循环差，银屑病患者出现顶针甲等。因此，保证身体健康是维持甲美观的重要前提，指（趾）甲健康与否也能够提示身体是否出现问题。

常见的甲问题

○ 看不到甲半月

上文中提及，甲半月实际上是透过甲板看到的1/3的甲母质。因为个体差异，有的人透过甲板看不到甲母质，也就没有明显的甲半月，或者随着年龄增长，甲母质缩短，慢慢地就看不到甲半月了。所以，看不到甲半月并不是出了什么大问题。

○ 指甲上的横向凹痕

甲板上的横向凹陷，看起来像断裂过的痕迹，在甲板中央尤其明显，这个凹陷我们称之为博氏线（Beau lines）。这些横向的凹陷是近端甲母质的有丝分裂活动暂时受阻造成的。这个凹陷的深度提示甲母质内的损害程度，而凹陷的宽度，提示这些损伤持续的

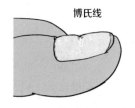

博氏线

博氏线

时间。通常是机械损伤引起的，比如修指甲等，或者是甲皱襞的皮肤疾病引起的，比如湿疹、慢性甲沟炎等。多个或者所有指甲出现，还提示系统性疾病，比如严重的发热性疾病、红皮病，或者由药物引起。

○ 甲上的白色点和白色纹

白色点：

创伤导致，儿童常见。

白色纹：

如果是手指甲，常见于修甲后的甲母质损伤；如果是足大趾甲，是由于穿鞋不当使甲母质受到冲击导致的。

○ 甲分离

有些时候我们会发现，甲板和甲床分开了，一般以甲游离缘多见。很多因素会导致甲分离，常见的因素有以下6种。

- 环境　创伤、刺激物、紫外线照射。
- 原发皮肤疾病　银屑病、湿疹、扁平苔藓。这些疾病会导致甲单位局部的炎症反应，引起甲分离。
- 感染　真菌感染（灰指甲）常见。
- 药物　四环素。
- 代谢疾病　甲状腺功能亢进。
- 肿瘤　鳞癌，甲下外生骨疣等。

○ 甲变"黑"就是灰指甲吗

很多来看指甲的患者，很大比例是因为指甲变黑，或者甲下出现棕褐色斑片的情况。但很多人是甲下淤血，由外伤引起，也可由慢性挤压损伤引起。而"灰指甲"是"甲癣"，可见甲出现灰白粗糙、增厚的症状，要做真菌的检查方可确诊。

○ 指甲边缘的暗红色小细线

这些暗红色小细线称作"甲下裂片样出血"，表现为暗红色的细纵线，有的特别短小。一般出现在甲的远端，多是因为创伤、银屑病或者甲真菌病所致。若在甲的近端出现，则可能由系统性疾病（感染性心内膜炎、血管炎等）造成。

这些小的出血之所以呈细纵线，是因为甲床的特殊结构，在"甲的结构"中我们提到过，甲床的结构由纵向的脊和凹槽组成，故出血呈细纵线状。

○ 关于美甲的问题

一般来说，如果美甲所用的工具、材料质量合格，美甲师技术过关，美甲是安全的。但由于美甲材料的特性及美甲技术的不可控，如若经常美甲，也会带来一些问题。

÷ 首先

在修整指甲的时候，如果修剪不当，过于深入，可能损伤甲床，或因指甲生长时挤压甲缝，带来疼痛，甚至引发感染，导致指甲变形。

÷ 其次

指甲油若长期暴露在紫外线下，本身会发生氧化发黄，其中的某些物质可能对皮肤或指甲产生刺激，长期使用可能导致过敏、指甲变色等问题。

在卸除指甲油的时候，需要使用指甲油去除剂湿敷或用指甲锉打磨，使用指甲片美甲时不仅需要磨平甲面，卸除时还需卸除胶水，这些操作都会使甲层变薄，失去保护能力，容易受到真菌感染。

因此，美甲不能过于频繁，连续两次美甲的间隔时间应在10天以上，给指甲自我修复的时间。此外，指甲油中的乙酸乙酯、乙酸丁酯、异丙醇和丙酮等溶剂容易挥发，刺激呼吸道，严重者会出现头晕、恶心、呕吐等症状，且这类物质易致敏，长期接触会引发呼吸道过敏或皮炎。

○ 美甲灯

美甲灯的工作原理是通过紫外线照射加速甲油胶凝固。

紫外线在生活中处处皆是，短期的接触不会有太大的危害，但美甲灯中的UVA强度高，如果频繁使用，会使皮肤干燥，加速其老化，出现暗沉、细纹。因此，经常美甲的人会发现甲周皮肤变黑的现象。所以在使用美甲灯时，建议在手部涂抹防晒霜，或戴专用的手套，尽量缩短照光时间，减少美甲灯带来的伤害。

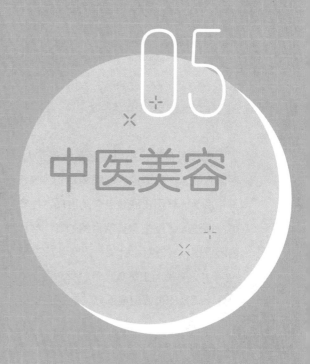

05

中医美容

了解中医美容

○ 中医美容学的概念

中医美容学是指以中医基础理论为指导，采用多种中医治疗与保健方法，通过调理内在脏腑功能，改善局部血液循环等机制，清洁美化颜面、延缓皮肤衰老、防治损容性皮肤病，从而达到皮肤毛发健美、增进人体及生命美感目的的专门学科。简单来说，就是通过中药内服调理，或外敷、针灸、按摩等方法，取得整体的美容效果。

中医美容历史悠久，各种疗法源远流长，具有独特的理论体系，是医学美容的重要组成部分，主要包括治疗美容与保健美容。

治疗美容

治疗美容是指消除损容性皮肤病，如黄褐斑、毛囊炎等带来的容貌缺陷。

保健美容

保健美容是指在健康基础上的美容，通过运动、养生等方法，防病健身，延缓衰老；或使用含中药的化妆品掩盖瑕疵，如雀斑、毛孔粗大、皮肤暗沉等，进而美化容颜。

可见，中医美容含义广泛，不仅指颜面五官的清洁与美化，更是强调形神俱美。

○ 中医美容的特点

中医美容结合了中医学、美容学的特点，重视整体观念及个体化管理，美容效果针对性强且持久。健康是美容的基础，与现代化妆品相比，中医美容刺激性小、种类繁多，具有广阔的发展前景。

人是一个有机整体，皮肤、毛发、指甲等通过经络与内在脏腑相连，中医美容通过调理内在脏腑气血，"由内治外"，进而改善容颜，实现形、气、神统一的整体美。脏腑功能正常，气血调和，则皮肤细腻有光泽、富有弹性，头发乌黑发亮，指甲淡红光滑，如心血充盛者往往面色红润。

中医美容与其他中医学科一样，强调辨证论治，即根据个体的体质、容貌状态、不同证候，选择相应的美容方法，如面部毛囊炎有肺经风热、肠胃湿热、痰瘀互结等不同的病因病机。对应不同的证候，在治法上就有疏风清热、清热利湿、化痰祛瘀之别，进而指导用不同的内服方药及外用化妆品。

中医美容发展至今，经历长期的实践检验，形成了包括中药、食疗、针灸、推拿等多种美容疗法。中药美容包括内服、外用，内服有汤、丸、散等不同剂型，外用有药浴、贴敷等不同方法，行之有效，种类尤为丰富。所用中药、食物多源于天然植物和动物，作用温和、刺激性小，且取材方便，属于自然疗法范畴，易为人们接受。

○ 中医美容的历史

中医美容随着中医学的发展而发展，历史源远流长，古代医家基于整体观念，注重人体美的维护，将中医药与美容巧妙结合，形成独特的中医美容，经过几千年的实践证实有效。

中医美容的历史可追溯到2000年前，在20世纪70年代出土的马王堆汉墓古医书中就有药物美容、针灸美容、饮食美容等记载，如《阴阳十一脉灸经》论述了针灸治疗黧黑斑的方法，"足少阴之脉，是动则病……面黯如炲色（即焦黑之状），是少阴之脉主治"。

[汉代] "丝绸之路"的兴盛促进了各民族的文化、医药交流，客观上促进了中医美容的发展。我国现存最早的药学专著《神农本草经》中记载了众多美容、保健的中药，如白芷"润泽，可作面脂"。两晋时期，中医美容学逐渐形成，医家葛洪具有独特的美学思想，强调美是人为加工，又反对离开内在徒有其表的妆饰之美。其所著《肘后备急方》设专篇论述白癜风、粉刺、酒渣鼻等损容性疾病的治疗，还载有以鸡子白、杏仁、蜜等制成面膜以减少皱纹、雀斑的美容方药。至唐代，经济繁荣，人们对美的追求更加强烈。孙思邈著有《备急千金要方》《千金翼方》，为中医美容的发展做出了重要贡献，其提倡养生长寿，公布美容秘方200余首，全面论述了药物、食膳、养生等多方面的美容方法。

中外贸易促进龙脑、紫草、麝香等药物的输入，带动了美容药物的研究及相关医书的诞生。元代宫廷医家许国祯的《御药院方》 [宋代] 收录了宋、金、元三代美容宫廷秘方300余首，如驻颜的"益寿地仙丸"、乌须发的"乌云膏"。明代李时珍的《本草纲目》记录了数百个美容药物与处方，如"李花、梨花、木瓜花、杏花、樱桃花，并入面脂，去黑野皱皮，好颜色"。

[近代] 中医美容随着中医学得到重视而发展，王海棠的《中医美容学》、武平的《针灸美容》等著作相继诞生，美容委员会也陆续成立。中医药研究所开展了对中药化妆品及具有延衰驻颜作用中药的各类研究，已有百余种中药应用于化妆品、保健品、治疗损容性疾病的药品。

历史上，众多医家开创、发展中医美容方法，并反复应用、筛选，留下了记载大量美容方药的中医文献，为现代中医美容的发展提供了宝贵的依据。

○ 中医美容的内调法

人体体表器官依赖于内在脏腑精气充养，因此，外在的容貌状态很大程度上取决于内在脏腑健康与否。中医美容的内调法是指在中医学"整体观念""辨证论治"等理论的指导下，通过内服中药、调畅情志、调节饮食、劳逸得当等多种方式调理内在脏腑气血功能，调和人体的身心功能状态，从而达到驻颜美容的方法。

中药美容法

以"辨证论治"等理论为指导，利用药物的性味归经功效，内服中药可直接、明显地调理内在脏腑功能，以内治外、治本除根，有效改善损容性疾病带来的容貌缺陷以及养护肌表。

饮食美容法

"药食同源"，根据个体化需要，服用一定的食物或是以食物为主的药膳进行美容养颜，如脾胃气虚导致面色萎黄者可食用山药等。此外，饮食规律，不偏食对于维持正常的脾胃功能及体表容貌也有重要的作用。

情志美容法

中医学里，"喜、怒、忧、思、悲、恐、惊"七情与五脏相对应，某一种情绪过度强烈或持续过久对机体的形神都可造成一定损伤，通过消除不良的情绪，调畅情志，使内心处于平和的状态，有助于平衡脏腑功能、健美形体、延衰驻颜。

运动美容法

"久卧气虚""动则耗气"，劳逸适中有助于维持正常的肺脾气机、气血运行、新陈代谢等。适当地运动，如步行、跑步、健美运动、打太极拳等对增强体质、延衰驻颜均有一定的帮助。

○ 中医美容的其他疗法

〔 中药外用美容 〕

中医古籍中记载了大量外用美容护肤的方药，通过局部清洁、美白等起到美化容貌的作用，包括膏、面膜、洗浴等多种形式。例如，用于清洁的洗头药，用于化妆的胭脂（紫草、红花等可增色），以及起润护作用的手膏。部分中药外用时的功效与内服有所不同，如白芷、茯苓、白附子、珍珠粉、白蔹等外用可祛斑美白；杏仁、桃仁、鸡蛋清、牛乳、蜂蜜等外用可润肤防皱；川芎、当归等外用可活血养颜。

〔 针灸美容 〕

通过针刺、灸法、拔罐刺激某些穴位，可疏通经络，调和气血，增强人体免疫力，在实现美容的同时增进健康，预防疾病的发生。也可用于治疗带状疱疹、黄褐斑、斑秃等损容性皮肤病。选经取穴需基于辨证，个体化实施，长期坚持，方能显效。

〔 推拿按摩美容 〕

使用不同的按摩手法，以适度刺激作用于人体穴位或特定部位，刺激经络，调整脏腑的气机，达到驻颜保健的目的。此法简便易于操作，时时可行，安全可靠。如按摩头皮、提拉头发可使头皮松弛，缓解紧张状态，促进局部血液循环，提神醒脑。

○ 常用的美容穴位

中医所说的穴位，是指位于体表的脏腑经络气血输注出入的特殊部位，或是疼痛反应点。从现代解剖学来说，穴位多位于骨骼凹陷处、神经末梢和血管较为丰富的部位。穴位并不是孤立存在的，而是与内在的器官组织紧密联系的，既是疾病的反应点，也是治疗的刺激点。通过针刺、灸法、按摩等方式刺激穴位可以起到相应的治疗保健作用。下面为大家介绍一些常用的具有美容作用的穴位。

① 丝竹空、太阳、迎香、攒竹：可补益气血，疏通经络，针刺可除皱防皱。

② 足三里：可健脾胃，除湿。针刺可瘦身，改善浮肿，治疗皮肤过敏、脱发；艾炷灸可强身健体，美白，紧致肌肤，延缓衰老。

③ 太冲、行间：可调和气血，针刺可使气血充盛，面黑转白。

④ 承泣：可美目养颜，针刺可治眼袋、眼睑浮肿等。

⑤ 梁门、天枢：瘦身美颜，针刺可改善肥胖。

⑥ 天井：可疏风清热，艾炷灸可治荨麻疹、过敏性皮炎。

⑦ 合谷、曲池：清热作用明显，针刺可清泻肺与大肠实热，治疗痤疮、酒渣鼻、口臭等。

⑧ 耳穴中的内分泌穴、皮质下穴、胃穴：可活血祛瘀，刺络放血可治气滞血瘀导致的色素沉着斑。

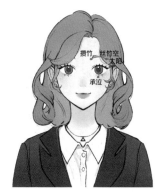

丝竹空、太阳、攒竹、承泣

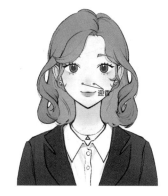

迎香

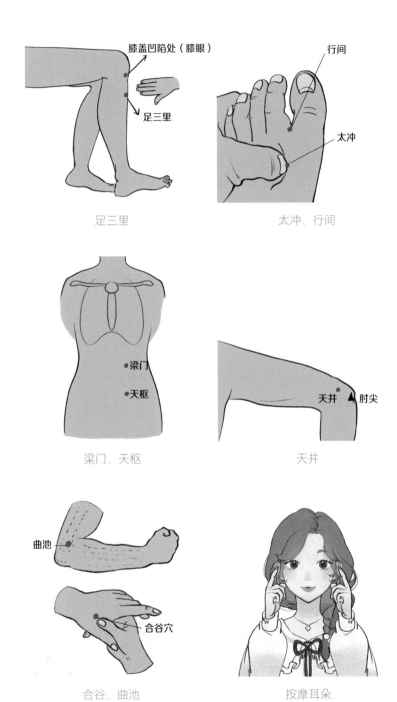

膝盖凹陷处（膝眼）

足三里

足三里

行间

太冲

太冲、行间

梁门

天枢

梁门、天枢

天井　肘尖

天井

曲池

合谷穴

合谷、曲池

按摩耳朵

○ 常用的美容按摩手法

╬ 滚法：将第5掌指关节的背面作为着力点，通过腕关节的屈伸动作带动小鱼际和手背在治疗部位持续地来回滚动，运动频次为120～160次/分。此法可舒筋活络止痛，促进血液循环，从而起到缓解肌肉疲劳的作用。用于臀部、大腿等处还可减少脂肪沉积。

╬ 按法：用拇指、掌根或鱼际部位，紧贴体表，逐渐用力，垂直按压某个部位或穴位，常与揉法配合使用。此法可放松肌肉，舒筋通脉，作用在臀部、下肢、腰部等处可起到减肥的效果。

╬ 摩法：用多个指腹或整个手掌，贴在体表的某个部位或穴位，进行有节律的环旋运动，频率为100～120次/分。此法常作用在腹部，可调节肠道蠕动，消食减肥。

╬ 揉法：将手掌的掌根或大鱼际吸附在某个部位，做轻柔的回旋揉动，频率约120次/分。此法可舒筋活络，放松肌肉，增进皮肤活力，促进局部的血液循环，也是美容常用手法。

╬ 拍法：五指并拢微屈，用虚掌拍打体表的按摩手法，拍后立即抬起、落下，有节奏地进行拍打。此法可理气活血，舒筋活络，适用于肌肉丰满的部位，是减肥的常用手法。

　　无论何种按摩手法，用力大小以被按摩者舒适为宜，操作需均匀有节奏地进行。各种手法可单独使用，也可有效结合，达到更好的美容保健作用。

○ 著名中医美容外用方剂

中医美容外用方剂有很多，历代医家使用广泛，操作简便，可作为日常养护肌肤之法，根据功效分为保健美容方和治疗美容方两大类。

保健美容方

① 皇帝涂容金面方：源自《万病回春》的宫廷美容秘方，由朱砂、官桂、干胭脂各6g，樟脑15g，乌梅5枚，川芎少许组成。乌梅去核，全方研细末，于睡前以津唾调搽涂面，可润肤美容，适于老年人及皮肤干燥者。

② 朱砂红丸子：源自《御药院方》，由朱砂、白芷、白僵蚕、白蔹、白术、白附子、阿胶、木香各15g，茯苓、白及、密陀僧各45g，钟乳粉60g组成，外用可悦泽容颜，美白去皱。阿胶之外诸药研细末，将阿胶熬成膏状，掺入药末中，做成药丸，睡前以温水化开药丸调涂面上即可。

③ 永和公主洗面药：源自《太平圣惠方》，由土沉香90g，川芎、白芷、瓜蒌子各150g，大皂角300g，赤小豆、大豆各250g组成。用此方粉末清洗面部，早晚各一次，可活络润肤，悦泽人面。据载，此方为永和公主洗面的美容方，在唐代尤为盛行。

④ 御前白齿散：源自《景岳全书》，由石膏120g，白芷22g，大香附30g，藿香、沉香、甘松、山柰、川芎、零陵香各10g，防风、细辛各15g组成。本方为明代皇帝常用的宫廷秘方，共为细末，擦牙，可洁齿白牙，香口辟秽。

⑤ 千金面脂：源自《备急千金要方》，由白芷、川芎、冬瓜子、商陆各90g，葳蕤（玉竹）、防风、细辛各45g，当归、藁本、桃仁、藾芜、土瓜根各30g，辛夷、木兰皮、麝香、甘松香、白僵蚕、白附子、零陵香、栀子花各15g，猪胰3具组成。外用涂面可滋养防护，抗老除皱，润泽嫩肤，为驻颜美容之良方。

① 玉肌散：源自《经验良方》，由绿豆粉240g，白芷、滑石各30g，白附子15g组成。研末睡前敷于面部，晨起洗去，可用于治疗雀斑、白屑风、皮肤瘙痒等，同时起到润肤美颜之效。本方药味虽少，但功专祛风护肤，是简便易行的美容良方。

② 白僵蚕膏：源自《圣济总录》，由白僵蚕15g，白鱼10枚，白附子、白石脂、鹰屎各0.3g，腊月猪脂60g组成。猪脂外诸药捣为细末，以猪脂和匀，敷瘢痕上，注意避风，可治瘢痕疙瘩。

③ 丹参灭瘢膏：源自《千金翼方》，由丹参、羊脂等份组成，合煎敷面，可用于治疗面部瘢痕及黄褐斑。

④ 炉灰膏：源自《医学入门》，由炉灰、风化石灰各1L，蟾酥末、巴豆末各6g，白丁香末1.5g组成，外用可去除黑痣。将炉灰、风化石灰炒红，用滚汤慢火熬如稀糊，先下巴豆末，再下白丁香末、蟾酥末，熬如干面糊取出。以针挑拨黑痣，用药点之。本方腐蚀性强，需严格控制药量，且避免接触正常部位，以免造成组织损伤。

⑤ 白蔹膏：源自《圣济总录》，由白蔹、杏仁、白石脂各15g组成。研末，以鸡子白调和，睡前涂敷于面部，晨起洗之，可治面部黑斑、粉刺。此方药味简洁，用法讲究，是祛斑美容之良方。

○ 著名中医美容内服方剂

中医美容方剂内服，可调理全身功能，效力持久，根据功效分为保健美容方和治疗美容方两大类。

① 容颜不老方：源自《奇效良方》，由生姜500g，大枣250g，甘草90g，白盐60g，茴香120g，丁香、沉香各15g组成，"修合此药胜如宝，每日清晨饮一杯，一世容颜长不老"。捣粗末，清晨煎服或泡服9～15g，可悦泽容颜，抗老除皱。

② 何首乌丸：源自《太平惠民和剂局方》，由何首乌1500g，牛膝500g组成。以枣肉和为丸，内服可补益精血，强筋壮骨，驻颜乌发。

③ 甘露饮：源自《太平惠民和剂局方》，由枇杷叶、生干地黄、干熟地黄、天冬、麦冬、黄芩、枳壳、石斛、茵陈、甘草等份组成。共为细末，饭后、睡前煎服15g，可清胃热，去口臭。

④ 轻身散：源自《圣济总录》，由黄芪500g，人参、茯苓、甘草、山茱萸、生姜、云母粉各3g组成，制为散冲服，可补气健脾，祛湿减肥。

⑤ 健乳润肤汤：源自《中外女性美容健美百科全书》，由猪肚1000g，黄芪24g，白果肉60g，芡实、腐皮各30g，葱段、花生油、精盐适量。煎汤成奶白色内服，可健美乳房，嫩肤，为丰乳润肤之有效药膳。

治疗美容方

① 冬瓜子散：源自《太平圣惠方》，由冬瓜子、栀子仁、柏子仁、枳实、茯苓、葵子各30g组成。枳实麸炒，冬瓜子、葵子微炒，与诸药捣为散。饭后，以粥调下6g，可清热利湿，解毒消疮，用于治疗丘疹脓疱型酒渣鼻。

② 干地黄丸：源自《千金要方》，由地黄、天雄、茯苓各21g，蛇床子18g，麦冬、桂心各15g，杜仲、肉苁蓉、远志、甘草各30g，阿胶、枣肉各24g，五味子12g。研末并以蜜调丸，内服可补肝肾，生精血，可用于治疗肾亏血虚所致的黧黑斑。

③ 颠倒散：源自《医宗金鉴》，由大黄、硫黄等份组成。制为细末，凉水调涂患处，可解毒杀虫，祛瘀消肿。为治疗酒渣鼻、肺风粉刺的经典方剂之一。

④ 犀角升麻丸：源自《医宗金鉴》，由犀角45g，羌活、防风、升麻、生地黄各30g，川芎、黄芩、白附子、白芷、红花各15g，生甘草7.5g。制为小丸内服，可清热凉血解毒，用于治疗雀斑。

⑤ 神应养真丹：源自《医宗金鉴》，由羌活、熟地黄、白芍、当归、天麻、木瓜、菟丝子、川芎等份组成。内服可补血活血，祛风生发，可用于治疗斑秃，俗名"鬼剃头"。

中药化妆品

✕

○ 什么是中药化妆品?

> 　　中药化妆品是以原料分类而言的化妆品,有别于那些大部分用人工合成和半合成材料配制的现代化妆品,所采用的原料大部分源于植物中药,也包括动物、矿物质中药等,经过现代工艺加工而成,是中国特有的一类化妆品。

　　化妆品中化学合成或半合成原料对皮肤健康的影响已成为世人共识,回归自然,应用天然物质作为化妆品原料逐渐成为国际潮流。中药凭借其独特的性能,可集美容化妆与防治皮肤病于一体,且具有温和、刺激性小的特点,所以中药化妆品已成为近年来国内化妆品领域中的热点之一。

○ 中药化妆品 ≠ 植物化妆品

　　虽然中药化妆品的原料多源于天然植物,但要指出,不能把"中药化妆品"与"天然植物化妆品"等同起来。我们知道,中医药是一个完整的理论体系,缺乏中医理论指导的天然植物并不能称为"中药",也就是说中药的组方要基于中医理论,体现中医的遣方用药原则。

○ 中药化妆品的成分特征

中药化妆品的成分可为纯中药，也可以在基质中添加一些中药的有效成分，据此，可分为两类：

纯中药型化妆品

此类产品有效成分均为中药，除了必要时加入少量防腐剂以便长期保存外，不添加任何化学成分，以古代所制造使用的化妆品多见。直接使用中药原材料，不予任何加工，或只进行简单的物理加工，例如将植物中药经切制、捣碎、榨汁、搓揉、煮沸、煎熬、榨油、干燥、浸出等工序得到的煎熬液、萃取液、粉末等直接作为化妆品，如黄瓜片、黄瓜汁、橄榄油、青黛粉、紫草膏等。

中药配合型化妆品

此类产品中配用了各类中药的有效成分，例如添加芦荟、何首乌、人参、珍珠等中药的提取成分的化妆品。这类产品是目前中药化妆品市场的主流。

○ 天然就一定无毒吗？

近年来，因为历史悠久且原料大多取材于自然界中天然植物的缘故，中药化妆品逐渐走进了大众视野。然而，许多人忽视了中医理论在其中的指导作用，简单地认为中药都是"天然无害"，没有任何毒副作用的，进而热衷于用各种小偏方来自制药妆，这其实是个错误的举动。

诚然，中药美容具有其独有的特色与优势，但"是药三分毒"，中药具有药理和毒理的双重特性，在使用不当时容易引发不良反应。例如，中药白芷中的挥发油等成分有美白祛斑的功效，但其中含有的香豆素类成分则会对皮肤产生光毒性反应，在紫外线照射下更容易诱发光敏性皮炎；新鲜芦荟肉中含有的芦荟多糖胶原和氨基酸等成分有很好的补水保湿效果，但芦荟皮中含有的大黄素会导致皮肤红肿瘙痒等。

目前市面上常见的药妆，如芦荟胶，多是提取中药有效成分，通过一定配比制成，与它们"天然"时的状态存有明显的差异，不可轻易混为一谈。

○ 自配中药美容要慎重

如何保障使用自配中药美容时的面部安全，民间有两种流传较广的说法：一是选择配方中含有如玫瑰、蜂蜜等常见药妆成分的；二是选择网络博主们高赞高评推荐，评论区反馈良好的。但这真的可行吗？当然不是！

每个人的体质和过敏原都不尽相同，没有预先测试的话很难保证选中的中药美容配方在使用后不会造成自身面部的过敏。即使如茯苓、玫瑰、白芷等常见的中药药妆成分，仍存在不少外用后致使面部过敏的临床案例。此外，补骨脂、知母等中药长期外用会提升面部的光敏性，增加患光敏性皮炎的概率。鸦胆子、硫黄等中药在用于面部美容、美白的同时，含有腐蚀皮肤的毒性成分，长期使用会产生如头晕恶心、喉炎等毒副作用，因此在自行配制中药美容时需要格外谨慎。

中药既可相互配合提升整体疗效，也可相互抗衡影响疗效。脱离了专业指导的中药美容配方在安全上充满了不确定性，选用时需慎重，建议在咨询相关领域专家后再行使用，切忌私自用药。

○ 可作为化妆品的中药原料

历代中医药著作中记载了众多与美容相关的中药，它们作为化妆品的原料使用历史悠久。下面，根据化妆品的种类分别介绍常用的中药原料。

清洁型化妆品

可使用的有清洁功效的中药原料有芦荟、银杏、甘草、当归、金缕梅、黄芩等。如芦荟凝胶结合肥皂清洁皮肤，可降低肥皂的刺激性，还可避免肌肤干燥缺水；将银杏叶的提取物加入洗面奶中，深层清洁污垢的同时，还能够抑制黑色素的形成，起到美白、祛斑之效。

护肤型化妆品

在常用的中药原料中，人参、玉竹、桃仁、丹参、沙棘、甘草、石斛、麝香、白芍等，有滋润皮肤、减少皱纹生成的功效，可作保湿润肤剂；黄芩、红花、丁香、金银花、绿茶、丹参有较高的防晒系数，可添加于防晒产品中；山茱萸、夏枯草、乌梅、蔓荆子、当归、赤芍、川芎、红花有较强的抑制酪氨酸酶活性的作用，可用于美白化妆品。

抗氧化型化妆品

氧化损伤是导致皮肤衰老的重要因素，抗氧化型化妆品的主要功效为清除自由基，抗皮肤衰老，晒后修复。常用的有灵芝、茶叶、当归、红景天、甘草等富含多糖、多酚等抗氧化成分的中药，如茶叶提取物茶多酚是天然的抗氧化剂，可抑制弹力蛋白的含量降低与变性，从而减少皱纹的生成。

发用化妆品

在洗发液等化妆品中应用的中药原料，可营养毛囊，促进局部血液循环，刺激黑色素细胞再生。如侧柏叶、何首乌、当归、人参、女贞子、茵陈、川芎、补骨脂、干姜、红花等，多含有毛囊周围血液循环改善剂、5α-还原酶抑制剂等活性成分，能够营养、刺激发根，促进毛发新生；何首乌、墨旱莲、人参、川芎、女贞子、北升麻、皂角、玉竹、桑叶、侧柏叶等中药的有效成分可促进黑色素的生成，起到乌发作用；连翘、茶枯、皂角、侧柏叶、苦参、丹参、艾叶等的提取液可减少油脂分泌，抑菌消炎，去屑止痒；黑桑椹可用作黑色染发液原料，美黑头发。

此外，丁香、薄荷、檀香木、肉桂叶、松叶、合欢花、苍术等中药具有独特的香气，可调配为化妆品的香精；红花、姜黄、紫草是安全的天然色素，可用于口红、眼影等美妆中。

参考资料

◎ 孟庆龙，崔文玉，刘雅婧，等. 玉竹的化学成分及药理作用研究进展[J]. 上海中医药杂志，2020，54（9）：93-98.

◎ 陈斌. 植物多糖在化妆品中的应用研究进展[J]. 中国野生植物资源，2020，39（4）：44-47.

◎ 刘艳红，唐嘉雯，李雪竹. 抗氧化剂的机理及其在化妆品中应用的研究进展[J]. 广州化工，2020，48（2）：32-34.

○ 可作为化妆品的谷物果蔬原料

俗话说，药食同源，吃得"好"可以起到补充营养、防病保健的作用。事实上，许多日常的食物，不仅美味健康，其中的某些成分外用还可以美容护肤，是化妆品的潜在原料。下面，根据化妆品的种类分别介绍常用的食物原料。

橙子、柠檬富含维生素C，葡萄籽提取物可抑制酪氨酸酶活性，芦荟、黄瓜有保湿、舒缓的作用；杏仁、蜂蜜、香菇可抗氧化，具有抗衰老、减少皱纹生成的作用；冬瓜子含有皂苷等成分，提取物制成的面霜可营养肌肤，减少皱纹。

〔 发用化妆品 〕

南瓜子富含丰富的维生素及蛋白质，其油脂提取物可用于护发化妆品中，使头发润泽；黑芝麻、黑豆可乌发生发；辣椒、大蒜有使皮肤发红，促使生发的作用。

〔 香身除臭化妆品 〕

樱桃、枇杷、无花果、椰子、柚子、苹果、柠檬、柑橘、鳄梨、波罗蜜等水果的清新味道，八角、胡椒等香料可用作香水原料。

○ 用于防晒化妆品中的中药

烈日当空，出门若是没有防晒霜和遮阳伞等装备的保驾护航，在户外待久了皮肤就会产生烧灼感，严重时还会红肿、脱皮，形成恼人的晒斑。中医认为阳光属火，过盛则为火热毒邪，晒伤就是皮肤长时间暴露在过强阳光下，阳热毒邪入侵灼伤肌肤血肉，进而引起局部急性炎症的一种光毒性反应，治疗时当以清热凉血解毒为主。随着科技发展，中药里的一些天然成分如黄酮类、醌类、多糖等被证实能有效转化、阻挡部分紫外线对皮肤的损伤，起到防晒护肤的作用，近年来逐渐被应用在各类防晒化妆品中。下面就为大家介绍几味常见于防晒化妆品中的中药。

海藻 外用有补水防晒、抗衰、去除痘印的功效。海藻提取物中含有丰富的氨基酸和维生素C、维生素E等成分，在减少色素沉积、锁水保湿、调节肌肤水油平衡和防晒美白等方面都有着独特优势。能有效抵挡紫外线侵害肌肤，降低日晒斑发生的概率。同时海藻本身带有黏性，在自制面膜时加入适量海藻粉可以帮助面膜更好成形。

外用有祛斑养颜、延缓肌肤衰老的功效。当归提取物中含有多种人体所需的营养成分，有抗氧化和清除人体自由基，减轻面部色斑形成，延缓肌肤衰老的作用。其中如阿魏酸、维生素E等成分还能有效抵御紫外线，润泽肌肤，防晒美白。单独外用时可将当归煮水放凉，用纱布或面膜纸吸取过滤后的当归水煎液于面部湿敷保养。 **当归**

槐花 外用有润泽肌肤、止痒抗炎的功效。槐花提取物有较好的吸收紫外线和修复晒伤皮肤的功能。抗氧化能力接近大家所熟知的维生素C，外用时可有效延缓肌肤衰老速度，起到预防和治疗晒伤导致的皮肤色素沉着的作用。

外用有养颜抗衰、抗炎抑菌的功效。益母草提取物能有效减轻紫外线对皮肤的损伤，清除自由基，促进面部胶原蛋白合成，拮抗皮肤老化，修复晒伤肌肤，发挥防晒抗衰的作用。同时还能有效改善面部红肿痤疮问题，清热解毒，让肌肤早日恢复正常。 **益母草**

绿豆 外用有清热解毒、美白祛斑的功效。绿豆提取物有显著的抗氧化、清除自由基功能，美白淡斑效果远胜于维生素C、维生素E。打粉外敷时可加入适量的柠檬汁与黄瓜汁混合制成面膜，以增强局部清热解毒、美白滋润的效果。

参考资料

◎ 许志恒. 紫菜中抗紫外线活性物质的提取及其性质的研究[D]. 中国海洋大学，2010.

◎ 刘琳，程伟. 槐花化学成分及现代药理研究新进展[J]. 中医药信息，2019，36（4）：125-128.

◎ 许文红. 益母草面膜外敷治疗痤疮78例[J]. 浙江中医学院学报，2004（5）：38-39.

◎ 徐蓉，吴景东. 益母草对紫外线所致皮肤光老化防护作用的研究[J]. 辽宁中医杂志，2012，39（7）：1421-1422.

◎ 钟建桥，先德海，廖勇梅，等. 具有防晒祛色素作用的天然中草药筛选初探[J]. 泸州医学院学报，2014，37（1）：87-92.

○ 用于美白祛斑化妆品中的中药

中医认为，内瘀则外斑，面上长斑多与肝脾肾三脏的状态密切相关。除了主要受外在因素影响的晒斑等外，人体受如不良生活作息、妊娠、疾病等内在因素影响，三脏的正常生理功能失调，导致体内气血生成不足或是运行不畅，瘀血阻滞沉积于皮肤上，造成相应部位的色素沉淀，也会产生斑片。部分中草药含有的欧前胡素、氨基酸等成分因为有美白祛斑的功效，向来深受相关系列化妆品的欢迎，下面就为大家介绍几味常见于美白祛斑化妆品中的中药。

珍珠

外用有清热解毒、润肤祛斑的功效。《海药本草》云："主明目，除面皯。"珍珠吸附皮肤深层污垢，控制油脂分泌，促进肌肤受损组织再生，修复力强。珍珠提取物可有效抑制肌肤生成黑色素所需的关键物质的活性，减少面部黑色素的生成，有营养皮肤、提亮肤色、美白祛斑的效果。为保证疗效，一般推荐将珍珠打成极细粉末外用。

白及

外用有美白祛斑、消肿生肌的功效。《药性论》云："治面上皯疱，令人肌滑。"白及提取物经皮吸收后有促进面部受损皮肤修复，延缓皮肤衰老，美白保湿的效用，可有效抑制皮肤黑素细胞的活性，减少增殖，达到减轻黄褐斑的效果。

灵芝

外用有美白润肤、除皱祛斑的功效。其中紫芝在《神农本草经》中又有"好颜色"的形容。灵芝提取物可有效清除皮肤中的自由基，抑制炎症，起到缓解面部炎症、过敏，延缓皮肤衰老，紧致肌肤的作用。研究证实灵芝内服还能有效改善血液循环状态，活血化瘀，通透肤色，可与其外用时美白淡斑的功效相结合，实现1+1＞2的效果，共奏淡斑祛斑、美白肌肤之功。

人参

外用有美白除皱、抗炎、护发的功效。人参提取物可促进皮肤新陈代谢，软化肌肤，减轻皱纹的产生，同时活化细胞，补充肌肤水分，达到锁水保湿、增加皮肤弹性的功效。其中含有的熊果苷等成分还能有效减少面部黑色素的生成，发挥美白祛斑的作用。单独外用时可选用药店里便宜的生晒参5～6g煮水放凉，用纱布或面膜纸蘸湿敷于面部进行保养。

苦参

外用有抗炎止痒、祛斑、护发的功效。苦参提取物可随着使用剂量的增加，逐步提升抑制皮肤产生色斑所需的关键物质的活性的作用，进而减轻面部色斑沉积，发挥美白肌肤的功效。

参考资料

◎ 彭灿，张静，祝宇龙，等. 灵芝在中药美容产品中的应用研究进展[J]. 中国美容医学，2021，30（3）：178-182.

◎ 沈喆鸾. 珍珠粉美白组分的提取工艺优化和功效研究[D]. 浙江工业大学，2017.

◎ 韩珮，张春椿，熊耀康. 珍珠粉临床应用的最新研究进展[J]. 中医学报，2011，26（07）：835-837.

◎ 李世琴，熊丽丹，何海伦，等. 白芨的药理作用和临床研究进展[J]. 中国美容医学，2021，30（11）：176-178.

◎ 李晓敏，高晴晴，赵余庆. 人参提取物及皂苷类成分在皮肤护理及护发方面的研究进展[J]. 中草药，2021，52（16）：5078-5088.

◎ 苏佳昇，李晓霞，蒋雅娴，等. 苦参化学成分与药理作用研究进展[J]. 湖北农业科学，2021，60（1）：5-9.

◎ 谭城，朱文元，鲁严，等. 芦荟素、肉桂酸、苦参碱对酪氨酸酶的抑制作用[C]//中国中西医结合学会皮肤性病专业委员会. 2002中国中西医结合皮肤性病学术会议论文汇编. 2002：82-85.

○ 用于补水保湿化妆品中的中药

水占据人体组成的70%左右，是一个不可或缺的重要组成部分，中医认为人是一个有机整体，水液进入人体后主要是通过肾的蒸腾气化，脾的运输和肺的布散功能来发挥濡养滋润全身脏腑和肌肤孔窍的作用，因此，当饮水过少或是三脏功能失调，导致气血津液生成不足或是不能及时布散全身时，人体就容易像水库储水量不足般出现皮肤干燥、口渴、尿少等缺水症状。我们皮肤的最外层是用来保持皮肤滋润与弹性的角质层，角质层在发挥正常锁水保湿功能时需含有40%～60%的水分，水分不足时则会出现皮肤缺少弹性、干燥起皮等烦恼，因此除了内部的水分补充，外部及时补水保湿也十分重要，下面为大家介绍几味常见于补水保湿化妆品中的中药。

冬瓜子 ﹢

外用有滋润肌肤、活血祛斑的功效。冬瓜子提取物含有丰富的脂质，外用时可以在皮肤表面形成一层薄薄的屏障，来减缓肌肤暴露在外界环境中时水分流失的速度，同时还可以协助角质层一同发挥美白肌肤、锁水保湿的作用。

玉竹 ﹢

外用有驻颜润肤、祛斑润色的功效。玉竹提取物可以有效提高肌肤含水量，改善皮肤缺水干燥、粗糙的情况，其中玉竹多糖成分常作为保湿剂使用，在与甘油一同配制面部保湿霜时，二者的补水保湿、延缓肌肤衰老的功能可以互相补充，使最终制成的保湿霜效果较二者单独使用时得到大幅度提高。

蜂蜜 ﹢

外用有润肤除皱、美白淡斑的功效。蜂蜜富含氨基酸和维生素等营养成分，可在滋润肌肤的同时形成一层薄膜，将肌肤的破损伤口与外界病菌隔离开来，发挥抗炎抑菌、促进破损肌肤恢复，抗皱祛斑，保持皮肤水分的功效。

芦荟 ﹢

外用有补水润肤、祛斑、抗炎抑菌的功效。芦荟提取物外用在皮肤上时可以增强皮肤的免疫和修复功能，在促进伤口愈合的同时清除皮肤中积攒的色素，对面部色斑有着一定的淡化作用。新鲜芦荟黏液还可以在肌肤表面形成一层薄膜，发挥延缓肌肤细胞老化，锁水保湿，保持肌肤弹性的效果。

参考资料

◎ 孙海峰. 中药化妆品开发与应用[M]. 北京：人民卫生出版社，2017.

◎ 孟庆龙，崔文玉，刘雅婧，等. 玉竹的化学成分及药理作用研究进展[J]. 上海中医药杂志，2020，54（9）：93-98.

◎ 杨静，郑艳青，刘静，等. 冬瓜子的研究进展[J]. 中药材，2014，37（9）：1696-1698.

◎ 吴国泰，武玉鹏，牛亭惠，等. 蜂蜜的化学、药理及应用研究概况[J]. 蜜蜂杂志，2017，37（1）：3-6.

◎ 杨柳冬，汪朝云，田茂盛，等. 芦荟生物特性及药理学活性的研究进展[J]. 农家参谋，2019（23）：82，87.

○ 用于祛痘化妆品中的中药

青春期带来的不仅有美丽的面容，还有名为"痘痘"的苦恼，从中医角度来看，痘痘多是局部热毒的表现，因此用于祛痘的中药也大都拥有清热解毒的功效。外用时选择拥有抗炎功能，符合"清解局部热毒"功效描述的中药，下面为大家介绍几味常见于祛痘化妆品中的中药。

金银花

外用有消炎祛痘、清热解毒、延缓衰老的功效。金银花提取物有较好的抗炎活性，打粉或水煎外用敷脸时可以有效抑制炎症发生，减轻发热症状，起到良好的抗菌效果，进而有效缓解面部痤疮问题。

外用有清热祛痘、美白、镇静肌肤的功效。野菊花提取物有良好的抗炎镇痛、抗菌、延缓皮肤衰老的作用，且效果优于维生素C。打粉或水煎外用敷脸时可有效抑制面部毛囊炎症，消除局部毒素，发挥淡斑、镇静肌肤、改善面部痤疮和痘印的功效。相较于黄菊花和白菊花，野菊花在清热解毒方面效果更佳。

野菊花

外用有清热解毒、消炎止痒、美白祛痘的功效。马齿苋提取物有良好的抗菌消炎镇痛作用，且富含维生素C、维生素E等成分，能有效清除皮肤中的自由基，发挥抗氧化、减少色素沉着、美白淡斑的效用。打粉或水煎外敷时可有效抑制红肿发炎，镇静肌肤，缓解面部痤疮。值得一提的是，马齿苋外用多见取鲜品洗净捣碎的建议，须知这尚属于粗制品范畴，无法确认是否含有面部过敏成分，因此使用时当多加谨慎，建议在咨询专业人士后去购买市面上经过提纯的相关制剂再行使用，以规避风险。

马齿苋

黄芩

外用有清热燥湿、泻火解毒、美白淡斑、除痘的功效。黄芩提取物对多种皮肤真菌、细菌都有良好的抑制作用，打粉或水煎外用时可有效缓解面部炎症反应，清除囊肿性痤疮中的坏死物质，促进痊愈。同时经研究证实，黄芩提取物中的黄芩苷成分对形成面部色斑的细胞有较强的抑制性，目前各类化妆品中常见其作为美白添加剂使用。

大黄

外用有清热解毒、美白保湿、收敛生肌的功效。大黄提取物有较好的抗菌消炎作用，打粉调糊外用时可有效缓解面部红肿痤疮，经研究证实，其中含有的原花青素成分还有良好的美白保湿、防晒、抗衰、淡斑作用。

需要注意的是，单独用大黄粉敷脸时其中蕴含的黄色色素容易染黄面部，需要及时清洗，为了减轻染色效果，使用时可选择将粉糊单独敷在面部红肿痤疮处，或是在咨询专业人士后将它与其他美白中药粉混合使用。

参考资料

◎ 刘晓龙，李春燕，薛金涛. 金银花主要活性成分及药理作用研究进展[J]. 新乡医学院学报，2021，38（10）：992-995.

◎ 袁慧杰，赖志辉，管艳艳，等. 野菊花主要活性成分的药理作用研究进展[J]. 中华中医药学刊，2018，36（3）：651-653.

◎ 王天宁，刘玉婷，肖凤琴，等. 马齿苋化学成分及药理活性的现代研究整理[J]. 中国实验方剂学杂志，2018，24（6）：224-234.

◎ 傅晓霞，杜凯. 浅谈中药大黄的美容作用[J]. 中医药研究，2002（3）：28-29.

◎ 党海涛，彭英，张杨，等. 原花青素对皮肤保护作用研究进展[J]. 亚太传统医药，2016，12（22）：50-52.

◎ 姜希红，刘树民. 黄芩药理作用及其化学物质基础研究[J]. 中国药师，2020，23（10）：2004-2010.

○ 助生发的外用中药

许多人因为熬夜、精神压力大等原因出现了脱发的问题，这对日常生活造成了不小的影响。中医认为，"发为血之余"，头发生长所需的营养主要来源是血，因此脱发多与血液化生不足，或是运行不畅，不能及时供给发根，头发失于濡养有关，治疗时多从养血活血角度考虑。下面就为大家介绍几味常见于古方中的有助于生发的中药。

何首乌

外用有乌发防脱、抗炎的功效。《本草纲目》云其可"壮气驻颜，黑发延年"，即有防治毛发变白的作用。何首乌提取液外用于头部时有缓解脱发，使头发进入生长期，促进毛发生长的作用，长期使用还能有效改善头皮血液循环，保证血液供应，加强毛囊营养，增加毛发黑色素合成，加速毛发生长，固发乌发。

黄芪

外用有驻颜抗衰、生发乌发、消炎止痛、止痒的功效。《医学启源》云其可"实皮毛"，即有防治头发脱落的作用，研究证实，坚持外用黄芪提取液可有效发挥其促进头部毛囊再生与毛发生长，改善脱发症状的效用。

女贞子

外用有乌须发的功效。经验证，女贞子提取液外用时可有效降低皮肤、血液中的雄激素水平，改善因雄激素水平升高导致的脱发问题，同时推动毛囊黑素细胞合成黑色素，使头发变黑，发挥促进毛发生长，提升毛发数量、质量以及乌发的作用。

墨旱莲

外用有乌须发、止血的功效。《唐本草》云："洪血不可止者敷之；汁涂发眉，生速而繁。"现代研究证明，墨旱莲提取液外用涂抹于头部时有改善头皮出油状况，柔顺发质，促进毛发生长及乌发黑发的效果。古方中亦常见取鲜墨旱莲洗净捣汁外涂促进毛发生长的记载。

侧柏叶

外用有凉血乌发的功效。《本草纲目》云："治头发不生。"《肘后备急方》也有生发方载："取侧柏叶，阴干作末，和油涂之。"侧柏叶提取物用于头部时有减轻脂溢性皮炎带来的脱发、油腻、脱屑等问题，长期使用有促进头部血液循环，激活毛囊细胞，促进毛发再生及毛发中的黑色素合成，使头发茂密、乌黑的效用。

参考资料

◎ 张秀霞，甘超男，赵洁，等．生发乌发中药例举[J]．中国皮肤性病学杂志，2016，30（8）：844-846.

◎ 胡妮娜，张晓娟．黄芪的化学成分及药理作用研究进展[J]．中医药信息，2021，38（1）：76-82.

◎ 朱培成，黄洁，周丹，等．黄芪多糖对毛囊干细胞增殖及其特异性标记物K19与β1整合素基因表达的调控作用[J]．实用医学杂志，2013，29（11）：1747-1749.

◎ 李曼，王志菲．环黄芪醇的药理作用研究进展[J]．中医学报，2020，35（5）：983-989.

◎ 刘美红，邹峥嵘．女贞子化学成分、药理作用及药动学研究进展[J]．热带亚热带植物报，2022，30（3）：446-460.

◎ 刘小赟，吴小诗，潘敬灵，等．女贞子醇提物对雄激素性脱发模型小鼠毛发生长的影响[J]．广东药科大学学报，2020，36（2）：236-241.

◎ 方悦，李熙晨，张朝凤．墨旱莲化学成分与药理活性的研究进展[J]．海峡药学，2015，27（6）：1-3.

◎ 胡佑志．乌发、生发之良药——侧柏叶[J]．农村百事通，2017（14）：54.

◎ 何红梅，朱红霞，刘强，等．何首乌提取物对C57BL/6J小鼠毛囊生长和毛发生长周期的影响[J]．中国实验方剂学杂志，2012，18（23）：216-219.

◎ 姜泽群，吴琼，徐继敏，等．中药何首乌促进黑色素生成的作用机理研究[J]．南京中医药大学学报，2010，26（3）：190-192，241-242.

○ 有护发作用的按摩穴位

中医认为，"发为血之余""血气盛则髭美长……血气皆少则无毛，有则稀、枯悴"。养护头发除了要在药物和个人生活、饮食习惯上下功夫，通过适当按摩放松头皮，促进血液循环也必不可少。下面就为大家介绍几个可以通过按摩来发挥护发作用的穴位。

百会穴 属督脉，位于巅顶部位，古书载其为"五脏六腑奇经三阳，百脉之所会"因此得名，即指多条经脉在此交汇，有醒脑开窍、安神定志、升阳举陷等功效。现代临床研究证实，长期坚持适度按摩刺激百会穴有放松头皮，促进毛细血管生成，改善局部血液循环的作用，这可以保证头发所需营养的及时供给，减轻毛发因失养而脱落的状况，并在一定程度上促进新发生长。

属胆经，为祛风要穴之一，《灵枢·热病》称其"风邪蓄积之所，故名风池"，即可致病的风气自外界入侵人体的汇聚之所，有疏风清热、清利头目、平肝息风等功效。现代临床研究证实，适当刺激风池穴有助于缓解血管痉挛，提升椎基底动脉的血流速度并促进血液循环，保证头部的血液供给。 **风池**

四神聪 属奇穴，由位于百会穴前后左右各旁开一寸的四个穴位组成，有醒神开窍、通经活络等功效。临床上多用于调控血压，治疗失眠，改善如脑梗死带来的认知障碍等脑血管疾病的后遗症状况。适度按摩可改善局部血液循环，减轻炎症反应，提高认知与学习能力，保证头部血液的充足供应，促进毛发生长与养护，缓解头皮瘙痒。

《黄帝内经》中有"以痛为腧""随而调之"的说法，意在指明于病痛处所在部位选取穴位，按揉刺激对该病痛可有一定缓解作用，又称为局部取穴原则。因此，除了上述3个穴位，日常按揉头部其他穴位也可放松头皮，改善血液循环，促进毛发生长，护发。可在闲暇之余用指腹轻轻按揉干燥的头发（头发太湿或是用指甲按摩时均容易扯断、损伤头发），每天3~5分钟即可。要知道生发护发是个考验耐心的"持久战"，坚持到最后的才是赢家。

参考资料

◎ 李萍. 针刺上星、百会、风池穴抗毛发衰老现象的临床观察[J]. 甘肃中医学院学报, 2003 (2): 47.

◎ 齐慧敏. 针刺百会穴对脑缺血再灌注大鼠血管新生相关因子的影响[D]. 黑龙江中医药大学, 2021.

◎ 李晓林, 万红棉. 近10年风池穴临床应用进展[J]. 辽宁中医药大学学报, 2022, 24 (1): 147-150.

◎ 宋晶, 王东岩, 何雷, 等. 四神聪穴相关研究进展[J]. 针灸临床杂志, 2018, 34 (2): 82-84.

◎ 赵琦, 华萍, 范晶, 等. 百会、四神聪深刺长留针法对调控血压及睡眠时间的增效作用的临床观察[J]. 天津中医药, 2021, 38 (1): 65-70.

◎ 高邈, 凌波, 覃旭. 电针百会和四神聪对缺血再灌注损伤模型鼠学习记忆能力及细胞凋亡的影响[J]. 世界中医药, 2021, 16 (8): 1226-1230.

○ 有护发作用的食物

头发是对外展示自我的重要渠道之一，中医认为"血为发之本"，头发变白、干枯、分叉，除了与疾病、先天遗传、年岁增长等因素有关，还与长期不良生活习惯下人体营养不足，或是外界邪气侵入，影响气血的生成与运行，导致血液无法及时上达头部供养头发，毛发生长乏源，无力合成黑色素等原因有关。再因"发为肾之华"，肾五行主水，其色为黑，故乌发食疗中常见推荐黑色的食物，但须知，并非所有黑色食物都能发挥较好的乌发效果，养护头发还是应以培养健康生活习惯为主，药食为辅。下面就为大家介绍几样有助于头发光泽乌黑的食物。

〔桑椹〕

桑科桑属多年生木本植物桑树的成熟干燥果实，有滋阴补血、生津润肠的功效，多食可缓解须发早白、腰膝酸软等症状。《滇南本草》云："桑椹，益肾脏而固精，久服黑发明目。"长期服用桑椹可以改善头发干枯脆弱、变白、脱落等问题，乌发美发。市面上卖的新鲜桑椹与桑椹干相比，部分活性营养成分保存得更为完整，但因为鲜果含水量较大的缘故，同样重量时，乌发药效要弱于桑椹干。

〔黑芝麻〕

脂麻科植物脂麻的黑色种子，有补肝肾、填脑髓等功效，多食可缓解头晕乏力、须发早白、脱发、腰膝酸软等症状。《本草纲目》云："服至百日，能除一切痼疾。一年身面光泽不饥，二年白发返黑，三年齿落更生……"黑芝麻含有丰富的营养，长期服用可促进头发生长与再生，促进头发中黑色素的合成，使头发光泽乌黑。

〔黑豆〕

豆科植物大豆的干燥黑色种子，有清热解毒、补血养肾、明目等功效，多食可缓解便秘、肾虚腰疼、脾虚水肿等症状。《食物本草》云："以黑豆入盐煮，常时食之，云能补肾。盖豆乃肾之谷，其形类肾，而又黑色通肾，引之以盐，所以妙也。"黑豆营养丰富，食用黑豆有提高机体免疫力，美容养颜，延缓衰老，改善须发早白等美发效用。有人认为用黑豆做成的豆腐、豆浆等制品可更好地被人体吸收营养。

〔黑木耳〕

常见的朽木上生长的一种食用菌，有滋肾养胃、活血益气的功效，多食可改善体内血液黏稠、循环不畅等症状。《本草纲目》称其有补气益智、润肺补脑、活血止血的功效。黑木耳含有丰富的参与人体造血过程的铁元素，因此常吃木耳有养血补血，美容养颜，预防缺铁性贫血的作用。同时铁元素还是毛发黑色素合成所需的重要元素之一，充足的铁元素和血液供应有助于毛发生长茂密，乌黑润泽。

〔 核桃仁 〕

胡桃科植物胡桃的干燥成熟种子，有补肾壮阳、敛肺定喘、润肠通便等功效，多食可缓解肾虚腰痛、小便频数、阳痿遗精、须发早白等症状。《开宝本草》称其"食之令肥健，润肌，黑须发"。核桃仁富含维生素E、油脂和蛋白质等营养成分，久食有增进机体细胞活力，改善脑部血液循环，促进头部毛发生长，使头发乌黑光泽，同时润肠通便，排出身体堆积毒素，养颜护肤的效用。但要注意核桃一天的食用量最好不要超过3个，谨防摄入油脂过多，出现肥胖、上火等问题。

参考资料

◎ 巨俊俊. 芝麻黑色素乌发活性成分及作用机理研究[D]. 郑州大学，2020.

◎ 刘秀玉，王利丽，左瑞庭，等. 药用黑豆的研究进展[J]. 亚太传统医药，2017，13（20）：82-85.

◎ 苏桂云，刘国通. 核桃仁的功效[J]. 首都食品与医药，2015，22（11）：58.

◎ 孙位军. 光核桃仁油的化学成分和促进毛发生长作用机制研究[D]. 成都中医药大学，2018.

○ 有助于丰胸的中药

乳房是女性形体之美的重要展现。乳房发育是否良好与遗传、疾病、营养、生活习惯等因素及体内雌激素、孕激素水平变化息息相关。中医认为，"女子乳头属肝，乳房属胃""妇人以冲任为本""冲任为气血之海，上行则为乳，下行则为经"，指出乳房发育主要归属于肝经、脾（胃）经、肾经和冲任二经管辖，受体内气血濡养。因此诊疗时多考虑选用有疏肝通络、健脾补肾、养血活血等功效的药物。下面就给大家介绍几味有助于丰胸的中药。

葛根

豆科植物野葛的干燥根。主要作用于脾、胃和肺经，有解肌退热、生津止渴、升阳止泻等功效，临床上多用来治疗项背疼痛、肌肉痉挛、津伤口渴、发热等症状。研究表明，葛根服用后在体内可发挥雌激素样作用，有促进乳腺发育及乳房脂肪增殖堆积的效果，长期服用可使胸部发育得更加丰满。

枸杞子

茄科植物宁夏枸杞的干燥成熟果实。主要作用于肝、肾二经，有补肾益精、养肝明目等功效，临床上多用于治疗肝肾不足，气血亏虚引起的头目眩晕、视物昏花、腰膝酸软等问题。研究表明，枸杞子对乳腺炎和乳腺癌的发展有一定的抑制、缓解作用，经常食用能提高人体免疫力，发挥保护肝脏，改善人体气血，调控性激素合成，滋润肌肤，促进乳房发育的作用。

肉苁蓉

列当科植物肉苁蓉或管花肉苁蓉干燥带鳞叶的肉质茎。主要作用于肾、大肠经，有补肾阳、益精血、润肠通便的功效，临床上多用于治疗宫寒、不孕、便秘等问题。研究表明，肉苁蓉有缓解疲劳，预防老年骨质疏松，保护肝脏与神经系统，提高机体免疫力的作用，同时服用肉苁蓉能显著提高体内雌激素的水平，促进乳房发育。

阿胶

以驴皮为主要原料加工制成的黑褐色固体膏。主要作用于肺、肝、肾经，有补血止血、滋阴润燥的功效，临床上多用于治疗血虚导致的心悸、眩晕、心烦不眠等问题。研究表明，阿胶有抵抗疲劳，巩固机体免疫力，调控体内性激素分泌，提高雌激素水平，促进乳房和子宫发育的作用。

熟地黄

经过加工蒸晒而成的玄参科植物地黄的块根。主要作用于肝、肾经，相较寒性的，重于清热凉血的生地黄，熟地黄药性偏温，偏重滋补肾阴、补血止血，有滋补阴血、益精填髓的功效，临床上多用于治疗阴虚血少、骨蒸潮热、血虚皮肤萎黄、月经不调等问题。研究表明，熟地黄有提高体内雌激素水平，促乳房、子宫等发育、成熟的效用。

值得一提的是，上述药物虽然都有一些促进胸部发育、丰满的功效，但在进行调理时还是建议去寻求专业人士的诊断与帮助，切勿自身盲目用药，导致着力点不对，最终"竹篮打水一场空"。同时女性朋友们要注意，随着年龄增长，人体气血会呈现逐渐衰弱的趋势，中药调理的效果也会相应降低，因此有想法的女性朋友可以在青春期之后，绝经期之前尽早开始调理，避免影响最终疗效。

参考资料

◎ 高靖，陈继红. 葛根及葛根异黄酮的研究现状[J]. 畜牧与饲料科学，2013，34（6）：44-45.

◎ 陈宇，温洁仪，韩萍，等. 葛根素对大鼠乳房脂肪组织增殖的影响及其机制研究[J]. 中国美容医学，2021，30（3）：93-98.

◎ 安泓霏，王晓亮，张书起，等. 枸杞多糖对乳腺炎小鼠乳腺组织TNF-α表达的影响[J]. 黑龙江畜牧兽医，2018（17）：21-25，231-232.

◎ 刘颖，胡锐，白璐，等. 阿胶对正常雌性小鼠雌激素样作用研究[J]. 山东中医杂志，2018，37（8）：681-683，687.

◎ 尹尧丽. 穴位埋线丰乳的临床效应观察[D]. 南京中医药大学，2019.

◎ 刘忠平，李质馨，田洪艳，等. 肉苁蓉对生殖系统影响的研究进展[J]. 上海中医药杂志，2015，49（12）：84-86.

◎ 随家宁，李芳婵，郭勇秀，等. 肉苁蓉化学成分、药理作用研究进展及其质量标志物预测分析[J]. 辽宁中医药大学学报，2021，23（1）：191-196.

◎ 高治平. 熟地黄对雌性小鼠老化进程中雌、孕激素受体含量的上调作用[J]. 山西中医学院学报，2000（4）：1-3.

○ 有助于丰胸的食物

相比需要长期坚持又自带苦涩的中药，美味又有助于丰胸的食物显然更受欢迎，下面就为大家介绍几种有助于丰胸的食物。

黄豆

有健脾利湿、解毒等功效。长期食用有降低胆固醇，提高机体免疫力，减少面部色斑形成，美白肌肤的功效，同时可提升血液中雌激素的水平，促进乳房发育，使胸部丰满。黄豆含有一定量的嘌呤，日常应当注意不可食用过量，避免消化不良和痛风，加重胃肠和肾脏负担。

猪蹄

有补肾益精、催乳等功效。猪蹄含有丰富的胶原蛋白，胶原蛋白是乳房结缔组织的主要成分，长期食用有和血通脉、滋润肌肤、促进乳房生长发育、丰满胸部的效果，青春发育期时食用效果更佳。除了猪蹄外，深海鱼类、动物软骨等也有不同程度的补充胶原蛋白的作用。

山药

有健脾益胃、补肾益精等功效。山药富含膳食纤维和氨基酸等人体必需营养成分，长期食用可改善血液循环，保持血管弹性，促进机体新陈代谢，降低血糖，滋润肌肤，纤体美颜，促进乳房发育。

除了上面提到的食物，像是芹菜、核桃、牛肉、猪肝、橙子等富含维生素C、维生素E和B族维生素的食物也有促进乳房发育的作用，在日常生活中可以适当食用。像是牛肉和猪肝等食材还可以与作为传统丰胸蔬菜的莴笋一同烹饪，在摄入膳食纤维，促进肠道蠕动，润肠通便，排出身体毒素，纤体瘦身的同时提高体内性激素的水平，让乳房发育得更加丰满。

参考资料

◎ 赵利新. 山药的药理作用及食用价值研究进展[J]. 食品安全导刊，2020（3）：90.

○ 有助于改善睡眠的中药

良好的睡眠能在第二天给身体带来充足的活力和高效的思维能力，而熬夜、失眠等则会在产生相反精神状态的同时，使皮肤变得浮肿、暗沉、粗糙，面部尤其是"T区"的油脂分泌大大增加，进而催生出痤疮等皮肤问题。因此要保持肌肤健康，良好的睡眠十分重要。《景岳全书》云："神安则寐，神不安则不寐。"中医认为"心主神明"，即心有统帅人体生理、心理活动的能力，故而睡眠不佳时多考虑与心神失养或心神不安有关的因素，因此在调理时侧重选用有助于宁心安神的中药。下面就给大家介绍几味有助于改善睡眠的中药。

柏子仁

柏科植物侧柏的干燥成熟种仁。归心、肾、大肠经，有宁心安神、止汗、润肠通便等功效。研究证实柏子仁有延长睡眠时间，镇静安神，改善睡眠质量的效用。同时，作为富含油脂的种仁类中药，服用柏子仁还可有效缓解因为长期睡眠不足，或是精神焦虑等原因引发的便秘问题。

百合科百合属的干燥肉质鳞叶。归心、肺经，有清心安神、养阴润肺等功效。研究证实百合能有效缓解抑郁情绪，抵抗皮肤氧化衰老，有止咳祛痰，镇静催眠，缩短入睡时间，延长睡眠时长的效用。 百合

酸枣仁 鼠李科落叶植物酸枣的干燥成熟种子。归心、肝、胆经，有养心安神、补肝、生津等功效。研究证实酸枣仁有良好的保护肝脏，改善心脑血管疾病，提高记忆力，调节机体免疫及加快入睡，改善睡眠的作用。

远志科植物远志或卵叶远志的干燥根。归心、肾、肺经，有安神益智、祛痰消肿等功效。研究证实远志有良好的镇静安神、保护神经的作用，与其他调理睡眠的药物配合使用时能起到增加总的睡眠时长，改善学习记忆力的效果。 远志

首乌藤 蓼科植物何首乌的干燥藤茎，归心、肝经，有养血安神、祛风通络的功效。研究证实首乌藤提取物有改善神经衰弱型失眠，调控餐后血糖升高及高血脂的作用。

　　睡眠不佳虽然多和心神相关，看似原因单一，但在中医理论里根据每个人的不同症状表现，又可以划分为不同的证型。临床上可以改善睡眠状况的中药浩如烟海，但并不是随便选取一个就能取得精准改善自身睡眠质量的效果，要想改善睡眠不佳问题，拥有良好的睡眠，建议从培养健康的个人作息习惯以及寻找专业的医师进行辩证论治两方面着手为好。

参考资料

◎ 周静，许一凡. 柏子仁化学成分与药理活性研究进展[J]. 化学研究，2019，30（4）：429-433.

◎ 胡兆东，田硕，苗艳艳，等. 百合的现代化学、药理及临床应用研究进展[J]. 中药药理与临床，2022，38（4）：241-246.

◎ 解玉军，李泽，崔小芳，等. 酸枣化学成分及药理作用研究进展[J]. 中成药，2021，43（5）：1269-1275.

○ 有助于祛湿消肿的中药

中医认为，肾主水，肺有通调水道、宣发肃降的功能，脾则有将体内水液运化、布散的效果，因此水肿属于肾肺脾三脏功能失调，引发水液潴留，水湿泛滥肌肤，导致局部或全身组织间隙内液体大量增多的一种疾病。治疗时多选择有利水消肿、渗湿等功效的中药，下面为大家介绍几味有助于祛湿消肿的药材。

[车前草]　车前草科植物车前或平车前的干燥全草，归肺、肝、小肠、肾经，内服有清热利尿、凉血解毒等功效。研究证实，车前草有调节血糖、血脂、降低尿酸、保护肝脏、利尿消肿的作用，服用后可以有效改善体内过多水液聚集不出的情况。

禾本科植物玉蜀黍的干燥花柱和柱头，归胆经和膀胱经。内服有清热消暑、利尿消肿等功效。研究证实，玉米须水煎液有降低血糖、保护肝肾、增加排尿量的作用，服用后有帮助祛湿消肿，避免体内过多水液堆积引发水肿的效用。　[玉米须]

[苍术]　菊科植物茅苍术或北苍术的干燥根茎，归脾、胃和肝经，内服有燥湿健脾、祛风散寒等功效。研究证实，苍术能有效减少糖尿病患者对葡萄糖的吸收，有降低血糖、保护肝脏、镇静安神和增加肾脏排尿量，避免不必要的水湿液体堆积体内的作用。

泽泻科植物泽泻或东方泽泻的干燥块茎，归肾、膀胱经，内服有利水渗湿、泻热等功效。研究证实，泽泻能促进体内腹水排出，有良好的保护肝肾、抗炎和利尿的作用。但需要注意的是，泽泻的利尿效果是双向的，小剂量服用时可促使体内过多水液排出，大剂量反而会起到相反作用，得不偿失。

[泽泻]

[茯苓]

多孔菌科真菌茯苓的干燥菌核，归心、肺、脾、肾经，内服有宁心安神、健脾止泻、利水渗湿等功效。研究证实，茯苓有良好的利尿、保肝和镇静作用，临床应用时对因为排尿不畅或是肾病综合征等引发的水肿症状均有较好的改善效果。

参考资料

◎ 马艳春，范楚晨，冯天甜，等. 茯苓的化学成分和药理作用研究进展[J]. 中医药学报，2021，49（12）：108-111.

◎ 夏玲红，金冠钦，孙黎，等. 车前草的化学成分与药理作用研究进展[J]. 中国药师，2013，16（2）：294-296.

◎ 王一强，李晶，张玉香，等. 车前草醇提物对水负荷模型大鼠的利尿作用研究[J]. 甘肃科技，2021，37（17）：27-30.

◎ 张艳，金海甲，周静姝，等. 精制玉米须多糖对小鼠利尿作用的研究[J]. 吉林化工学院学报，2010，27（2）：24-26.

◎ 窦传斌，杜娟，许启泰. 玉米须多糖的利尿作用研究[J]. 河南大学学报（医学版），2007（3）：35-37.

◎ 邓爱平，李颖，吴志涛，等. 苍术化学成分和药理的研究进展[J]. 中国中药杂志，2016，41（21）：3904-3913.

◎ 刘珊珊，郭杰，李宗艾，等. 泽泻化学成分及药理作用研究进展[J]. 中国中药杂志，2020，45（7）：1578-1595.

◎ 吕志连，李继承. 利水中药泽泻、茯苓、茯苓皮、大腹皮、商陆对小鼠腹膜孔调控作用的实验研究[J]. 中国中西医结合杂志，1997（S1）：199-200，300.

○ 哪些食物对减肥有益?

在追求美丽的路上，除了美容护肤外，健康匀称的身材也是人们关注的焦点。都说减肥的第一步是合理饮食，控制每日摄入的热量，但究竟哪些食物有瘦身塑形的作用呢？下面就为大家介绍几种有益于减肥的食物。

番茄

拥有丰富的营养和较低的热量，每100g番茄含有15～25kcal❶的热量，是减肥时期可以多加食用的食物之一。番茄含有各种维生素、矿物质，具有抗氧化作用，有助于维持良好的身体健康和新陈代谢。

荷叶

日常生活中常作代茶饮饮用，热量较低，每100g荷叶茶含有约1kcal的热量，但荷叶性寒，月经期间不建议服用。研究表明，荷叶可以通过调控体内脂肪的合成与代谢，对血脂进行调节，降低患脂肪肝的风险，进而对体重进行控制。

竹笋

富含膳食纤维与蛋白质等营养成分，常与其他食材搭配作为菜肴，热量较低，每100g水煮竹笋含有约20～30kcal的热量。研究表明，竹笋中的膳食纤维等成分有降低体内血脂与胆固醇水平，促进脂肪代谢，预防脂肪肝，控制体重的功效。日常食用竹笋可以在一定程度上促进胃肠道蠕动，缓解便秘症状。

---

❶ 1kcal=4186.8J。

薏苡仁

药食两用的药材，含有丰富的纤维素、维生素和蛋白质，日常可单独或与山药搭配熬制薏米山药粥食用，每100g薏米山药粥含有约79kcal的热量，长期食用有促进体内新陈代谢，消肿利尿，通便，滋润肌肤，美白淡斑，减轻体重的效果。但薏苡仁性偏寒凉，平素有怕冷等阳虚症状的人群不建议长期服用。

紫茄子

常作为辅助性减肥食物摆上餐桌，富含维生素和膳食纤维，每100g水煮茄子含有约29kcal的热量，食用时可增加饱腹感，促进肠道蠕动，排出体内积攒的毒素。茄子有较强的吸油性，在作为减肥食物时多建议直接洗净切段，白水煮熟后捞出放凉食用，这样既可以避免用油煎炒时茄子吸附多余的油脂提高热量，又有助于降低胆固醇，保持血管弹性。

海带

富含氨基酸、碘和膳食纤维等营养成分，脂肪含量较低，每100g凉拌海带丝含有32～37kcal的热量。性味偏咸寒，食用后有清除体内积热的功效。海带可提高人体免疫力，降低胆固醇水平，预防缺碘导致的"大脖子病"，但也需避免进食过多，导致碘摄入过量，引发结节性甲状腺肿的问题。

参考资料

◎ 果蔬中的瘦身冠军[J]. 中国粮食经济，2009（9）：62.

◎ 番茄助脂肪燃烧[J]. 中国食品学报，2012，12（6）：65.

◎ 孙佳秀，夏鹏国，梁宗锁. 荷叶的药理功效及功能食品开发[J]. 浙江农业科学，2021，62（9）：1874-1881.

◎ 林倩，王强，刘红芝. 竹笋深加工及其功能活性研究进展[J]. 天然产物研究与开发，2012，24（1）：136-141.

◎ 王彩虹. 竹笋膳食纤维的提取、理化性质及降血脂效果研究[D]. 合肥工业大学，2018.

◎ 茄子汁可降低胆固醇[J]. 湖北中医杂志，1999（5）：14.

○ 哪些中草药对减肥有益?

中医认为,肥胖多与饮食失去节制,喜欢过油过甜食物,或是日常缺乏运动,致使脾胃虚弱,无力运化水谷,酿生痰湿,阻碍气血运行,导致体内脂肪堆积过多,体重明显超出正常数值有关。因此治疗时多选择有健脾益气、化痰利湿、活血行气等功效的药材,下面为大家介绍几味有助于纤体瘦身的中草药。

〔 山楂 〕

蔷薇科山楂或山里红的干燥成熟果实。归肝、脾、胃经,内服有消食化积、行气散瘀等功效。山楂富含膳食纤维,单纯食用时可增加饱腹感,防止过度进食。研究证实其有降低血脂、促进排泄等作用,服用后可达到降低体重,防治肥胖的效果。其中又以被制作成焦山楂的山楂饮片效果为佳。

〔 洛神花 〕

锦葵科植物玫瑰茄的干燥花萼和小苞片。归肾经,内服有消食利尿、清热解毒、活血养颜等功效。洛神花富含维生素C等美白营养成分,研究证实其有调节血糖血脂、保肝护胃、抗氧化等作用,服用后可有效减轻体重,增加机体日常饮水量,抵抗焦虑,发挥镇静安神、美白淡斑、纤体瘦身的效果。需注意洛神花在当代茶饮服用时不可用沸水冲泡,否则会破坏其营养成分。

〔 赤小豆 〕

豆科植物赤小豆和赤豆的干燥成熟种子。归心、小肠经,内服有利水消肿、解毒排脓等功效。赤小豆富含膳食纤维和蛋白质,属于药食两用的药材,研究表明其有提升体内雌激素水平、抗氧化、利尿的作用,与薏苡仁一同熬粥食用时还能发挥健脾祛湿、利尿的效果,可有效改善因体内痰湿堆积过多,阻碍气血运行导致的水肿型肥胖人群的体重。

〔 迷迭香 〕

唇形科植物迷迭香的干燥全草。归肺、胃、脾经，内服有镇静安神、醒脑等功效。研究证实，迷迭香有改善记忆能力、抗衰老、调控血糖、降低血脂的作用。迷迭香单作代茶饮服用时有促进血液循环，降低胆固醇，平缓心情，提升睡眠质量的效果。但需注意它还有加速月经来潮和提升血压的功效，因此孕妇、高血压人群不建议服用。

〔 绿茶 〕

从茶树采摘的，经过处理的干燥嫩叶和嫩芽。归心、肺、胃经，内服有清热解暑、除烦减肥等功效。研究证实绿茶有抵抗疲劳、利尿、延缓衰老、调控血脂血糖的作用。单纯冲泡饮用时可显著提高体内脂肪消耗速度，改善脂肪聚积的情况，抑制高脂高糖饮食导致的体重增长问题。不仅是绿茶，红茶、黑茶、白茶等都具备一定降脂减肥的功效，但需注意茶叶中大多含有容易破坏中药复方汤剂药效的成分，因此临床上不建议与中药汤剂一同服用。

〔 黄连 〕

毛茛科植物黄连、三角叶连或云连的干燥根茎。归心、脾、胃、肝、胆、大肠经，内服有清热燥湿、泻火解毒等功效。研究证实黄连有调节血糖血脂，抗炎抗菌，增加脑部血流量的作用。服用时有促进体内脂质排泄，减轻体重，镇静安神，提升短期记忆力的效果。可有效改善因高脂高胆固醇饮食或2型糖尿病引发的肥胖人群的体重。但需注意黄连苦寒，频繁服用会影响胃肠道功能，因此不建议长期服用。

〔 陈皮 〕

芸香科植物橘及其栽培变种的干燥成熟果皮，一般以放置干燥三年以上为佳。归肺、脾经，内服有理气健脾、燥湿化痰等功效。研究证实陈皮有调节血脂，改善消化功能，提高机体免疫力的作用。服用时有促进脂质排泄，纤体瘦身的效果。可有效改善因高脂饮食导致的肥胖。但需注意陈皮性温，泡水饮用时以每周2~3次为宜，频繁地饮用容易引发民间常说的"上火"等问题。

参考资料

◎ 张金宝，邓源喜，童晓曼，等. 山楂的营养保健功能及其应用进展[J]. 安徽农学通报，2021，27（19）：116-118.

◎ 李强，徐天任，吕畅，等. 山楂饮片对胰脂肪酶活性的抑制作用研究[J]. 药学研究，2020，39（5）：261-265.

◎ 吕畅. 山楂不同炮制品对高脂膳食诱导肥胖大鼠的预防作用研究[D]. 山东大学，2019.

◎ 黄丽华，李杰，林泽斌，等. 玫瑰茄籽油研究进展[J]. 食品工业，2020，41（12）：268-272.

◎ 顾关云，蒋昱. 玫瑰茄的药理作用与临床应用[J]. 现代药物与临床，2010，25（3）：165-172.

◎ 廖禹东，郭忠. 洛神中花青素含量分析及体外抗氧化实验研究[J]. 农家参谋，2020（21）：73-74.

◎ 郭晓燕，王奇. 常见种子类食物的药用性研究进展[J]. 现代医药卫生，2019，35（15）：2320-2322.

◎ 彭游，李仙芝，柏杨. 赤小豆活性成分的提取及保健功能研究进展[J]. 食品工业科技，2013，34（9）：389-391，395.

◎ 云南省食品药品监督管理局. 云南省中药材标准2005年版第四册彝族药[M]. 昆明：云南科技出版社，2005.

◎ 路朝，侯梅芳，徐荣艳. 迷迭香的化学成分和药用研究进展[J]. 应用技术学报，2020，20（4）：361-366.

◎ 何立威，付晨青，姚珊，等. 迷迭香提取物的有效成分及其药理作用简述[J]. 浙江农业科学，2020，61（10）：2068-2073.

◎ 李勤，黄建安，傅冬和，等. 茶叶减肥及对人体代谢综合征的预防功效[J]. 中国茶叶，2019，41（5）：7-13.

◎ 李解，翟秀明，唐敏，等. 茶叶水提物对高脂饮食诱导小鼠胰岛素抵抗作用的研究[J]. 食品与发酵工业，2021，47（18）：135-140.

◎ 汪长钢，于佳弘，潘妍. 绿茶、白茶水提物对肥胖小鼠血糖、血脂的干预作用及肠道微生物的影响[J]. 中国食品添加剂，2022，33（1）：113-122.

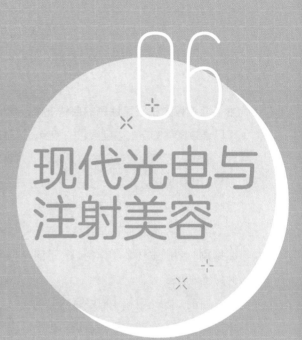

06

现代光电与
注射美容

常见医美项目介绍

衰老是人生不可避免的自然规律，我们无法对抗它的到来，但可以通过医美的方式去延缓它的脚步。可是对于如何通过医美手段美肤，很多人还是比较迷茫的。尤其是面对更新迭出的各种仪器和治疗项目，如何选择才是适合自己的？越先进的仪器越好吗？越热门的项目越好吗？这些美容项目到底是解决什么问题的？美容原理是什么？有什么区别？会产生什么副作用吗？下面为您逐一解答。

目前，以光电和注射联合的非手术医美方法为有效抗衰的首选。光电美容包括强脉冲光（光子嫩肤）、激光、射频、超声等；注射常用肉毒毒素、玻尿酸、胶原蛋白等。

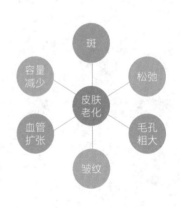

○ 光电美容——强脉冲光

强脉冲光又称光子嫩肤，英文为Intensive Pulsed Light，缩写是IPL，简单说就是利用强光达到嫩肤的效果。从严格意义上讲，强脉冲光不是激光，而是波长在500～1200nm的光，所以又叫彩光。

光子嫩肤的作用机制和激光一样，主要是利用"选择性光热作用"——能量被要作用的靶组织吸收，在不损伤表皮的前提下达到治疗效果。简单来说就是不同波长的光可以被人体不同的组织吸收，产生各自的效果。

例如，特定波长的脉冲光被皮肤中的黑色素优先吸收，黑素颗粒被粉碎爆破，随着代谢排出，可以达到去除色斑的目的；毛细血管中的血红蛋白优先吸收特定波长的光能量后，血红蛋白凝固变性，皮肤表面的毛细血管闭合，起到改善红血丝的效果。同时，强脉冲光对皮肤的光热效应和光化学反应，能够刺激真皮胶原增生、重新排列并恢复弹性，改善浅表细小皱纹，缩小毛孔，提亮肤色，起到嫩肤的效果。

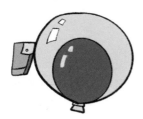
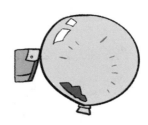

选择性光热作用原理

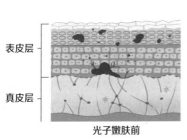
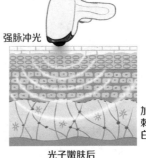

强脉冲光

表皮层

真皮层

光子嫩肤前

光子嫩肤后

加热真皮层刺激胶原蛋白再生

光子嫩肤

Q 光子嫩肤可以解决哪些问题呢？

A 皮肤的衰老首先表现为光老化，如皮肤质地的改变，出现细小皱纹，皮肤松弛粗糙，出现色斑、毛细血管扩张等。光子嫩肤可以改善各类光老化的问题，疼痛轻微，对皮肤没有创伤，没有休工期。适用于各年龄阶段的求美人群，是医美项目中日常抗衰的较好选择。

a. 色素性问题：清除或减淡各种色斑，常见的有雀斑、皮肤光老化色斑、脂溢性角化等。

b. 浅表血管问题：去除或减淡面部浅表红血丝（毛细血管扩张）、痤疮红印、红脸症等。

c. 嫩肤延衰：减轻细小皱纹、收缩毛孔，增强皮肤弹性和光泽度，淡化黑眼圈，减轻痤疮瘢痕。

d. 部分强脉冲光仪器增加了治疗痤疮的滤片或治疗手具，对炎症期痤疮也有一定效果。

Q 光子嫩肤有什么副作用吗？

A 光子嫩肤，是一种无创性光电美容方法，针对目标靶组织起作用，不破坏正常皮肤组织，治疗结束后可以正常护肤，不影响日常生活。在众多医美项目中，属于比较安全的美容项目。不过，如果制订的治疗方案不适合，或者操作不规范，有可能引发一些副作用。

正常治疗时，会有热痛感，治疗后皮肤会有些泛红，特别是问题部位的皮肤。如果治疗能量过高，皮肤会出现局部水疱、结痂现象。某些类型的黄褐斑，如果错误选择了光子嫩肤祛斑治疗，可能会加重色斑。如果是敏感肌肤炎症期，光子嫩肤可能会加重面部干燥、敏感。光子嫩肤后期护理不到位，没有严格防晒，也会导致肤色变黑。

任何光电美容项目都是需要多次治疗的，光子嫩肤要达到效果，也需要多次治疗。根据皮肤情况不同，一般建议4～6次为一个疗程，治疗间隔1个月。治疗后做好保湿和防晒就可以了。当然，对于有光敏感、妊娠期、严重系统性疾病、近一周内暴晒的求美者还是不建议选择强脉冲光治疗的。

○ 光电美容——激光

激光是通过具有一定穿透能力和能量的单色光，将瞬间爆发出的巨大能量作用于色素组织或者其他靶组织，达到去除或者破坏组织的目的，可用于治疗色素痣、太田痣、鲜红斑痣等。还有一些激光照射后能使皮肤细腻光滑，减轻皱纹、萎缩性瘢痕等。比较常见的激光美容项目有皮秒/超皮秒激光、点阵激光、调Q激光、染料激光、超脉冲CO_2激光等。

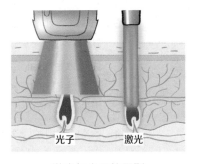

激光与光子的区别
光子为一段波长的彩光
激光为单一波长光

激光美容常用于哪些皮肤问题？

> a. 色素性问题：清除或减淡各种色斑，常见的有雀斑、皮肤光老化色斑、脂溢性角化等，可选择调Q激光、皮秒激光。这两种激光对色斑的作用优于强脉冲光。但调Q激光治疗有创面，会结痂，需要修复期，如果治疗面积大且较密的雀斑，治疗后色素沉着的风险会升高，对术后护理的要求也更高。治疗这类雀斑往往会根据肤色来权衡利弊，选择祛斑激光。

b. 血管性问题：去除或减淡面部红血丝、蜘蛛痣、草莓样血管瘤、鲜红斑痣等。常用染料激光（585nm，595nm），血管内的氧合血红蛋白瞬间吸收高能量激光，血管急剧热膨胀，血管破裂。染料激光对血管问题的疗效显著优于强脉冲光，但这个治疗有创会结痂，有色素沉着和紫癜的风险。

c. 嫩肤延衰：减轻细小皱纹，收缩毛孔，增强皮肤弹性和光泽度，淡化黑眼圈。常用点阵激光、皮秒激光等，都是利用光热刺激真皮胶原达到嫩肤效果。

d. 萎缩性瘢痕：点阵激光目前是首选，包括剥脱型点阵激光（CO_2点阵激光，铒激光点阵）和非剥脱型点阵激光。其治疗机制是启动皮肤的炎性修复，刺激胶原的新生，达到减轻瘢痕的目的，同时也有嫩肤的效果。点阵激光和普通激光的区别是通过局灶性光热作用来发挥作用，损伤、副作用更小，恢复更快。

e. 色素痣：目前最常用的激光祛痣是超脉冲CO_2激光，作用到痣细胞使其坏死脱落。一般直径小于2mm的色素痣可以通过激光治疗，瘢痕不明显，否则建议手术切除。

相对于强脉冲光的无创治疗，多数激光美容治疗有微创，术后护理需要更加注意，术后色素沉着的风险也相对更高。但激光的优势在于更精准，能量更高，对某些针对性疾病疗效更显著。

点阵激光

点阵激光是激光中的一种工作模式，因激光光束有规则地排列成点阵状而得名。其作用机制是皮肤中水分吸收激光热量而对真皮加热，真皮热损伤诱导纤维细胞增生及胶原合成。因此多用于修复瘢痕、痘印及毛孔粗大等皮肤问题，也适用于皮肤细纹。常见的有CO_2点阵激光、像素激光等。

点阵激光还可以分为剥脱和非剥脱型两种。顾名思义，剥脱型点阵激光是一种微创治疗，在治疗时会剥落一层表皮；而非剥脱型点阵激光无肉眼可见的脱皮、结痂。但这并不是说非剥脱型的就比剥脱型的要好，它们二者各有特点。

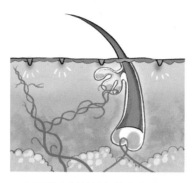

点阵激光局灶性加热作用原理

剥脱型点阵激光

剥脱型点阵激光能够气化表层皮肤，真正地去掉一部分表皮甚至达到真皮层，来实现皮肤重建和再生，所以治疗后有创伤，需要修复期。剥脱型点阵激光的代表是CO_2点阵激光，波长是10600nm，这个波长的能量很容易被水吸收。因此，CO_2激光打在皮肤上时，表皮的水分将大部分的能量吸收，然后被气化，在表皮层形成一个个孔洞，吸收能量的水分和组织又将能量扩散到周边的组织，这样会形成一个大的热凝固带，从而启动机体的创伤修复系统，刺激胶原的生成。因其形成的创面比较大，所以新生胶原的面积也比较大，疗效也比非剥脱型点阵激光要强，更适合治疗毛孔粗大、严重的痤疮凹陷性瘢痕、妊娠纹、皮肤细纹。

非剥脱型点阵激光

非剥脱型点阵激光一般用的是1000～1600nm的激光，直接作用于真皮，是一种肉眼不可见的微脱皮、不结痂的点阵激光。它是一种无需停工期的皮肤光电类美容技术，用于刺激胶原纤维与弹力纤维，实现肌肤的修复和重建。常用于解决的皮肤问题有毛孔粗大、皮肤细纹、脸部出油，可提亮肤色、抗衰等。

╌╀╌ 长脉宽激光 ───────────────────────────

长脉宽激光也常应用于抗衰和嫩肤，长脉宽激光作用时，在皮肤中停留的时间长，热能不聚集在某一点，而是快速扩散到周围组织。所以，长脉宽激光不产生"破坏"作用，而是通过缓慢的热刺激加热皮肤的深层组织，刺激胶原增生，提拉紧致。

我们熟知的fotona4D，其中的一个模式就属于长脉宽激光。铒激光采用的是1927nm波长的激光，属于长脉宽红外激光，通过加热真皮层中的水分达到收缩毛孔、紧致抗衰、美白、解决面部皱纹等目的，还可以有效地抑制皮脂腺分泌，杀灭痤疮丙酸杆菌、蠕形螨和一些寄生细菌，并刺激皮肤修复再生。

╌╀╌ 红外光 ───────────────────────────

主要是以近红外（near infrared，NIR）为代表的光，其波长为1100～1800nm，具有较强的穿透能力，较可见脉冲光穿透更深，可以透过表皮，直达真皮浅层到中层，热能作用于真皮，刺激胶原、弹力蛋白、水结合蛋白合成增加。在热的作用下，成纤维细胞增殖、合成分泌功能增加，新胶原产生，胶原绝对量增加，真皮变厚。同时，氢键会断裂，引起胶原或者弹力蛋白三级结构发生变化，产生直接的收缩效应，真皮弹力增强，使面部皮肤松弛得到改善。

╌╀╌ 皮秒、超皮秒激光 ───────────────────────

相较于传统纳秒激光，皮秒激光去除色素的效果更好。同时激光的光热效应可启动皮肤修复机制，促进胶原蛋白的更新与增生，达到美白嫩肤、除细纹的效果。

○ 光电美容——射频美容

射频听起来可能比较陌生，但是提到热拉提、热玛吉、黄金微针大家可能就不陌生了，它们其实都属于这个大家族。射频（RF）不是光，是无线电频率（radio frequency）的简称，是一种频率在300kHz～300GHz的电磁波。医美中的射频类项目，利用射频电流使体内的极性分子（主要是水分子）高速震荡，在震荡过程中产生热量，利用这种热效应可以促进胶原蛋白的增生和紧致，达到紧致皮肤、减轻皱纹等目的。

射频美容就是将定位组织加热，促使皮下胶原收缩拉紧，同时对皮肤表面采取冷却措施，真皮层被加热而表皮保持正常温度。

这样可以使皮肤真皮层变厚，皱纹变浅或者消失；皮下胶原质形态重塑，产生新的胶原质，皮肤在治疗后变紧实。因此可以用于改善皱纹，如眉间纹、鱼尾纹、鼻根纹、鼻唇沟纹、口周皱纹等，对妊娠纹等萎缩纹也能改善。射频美容还能够用于吸脂后的皮肤紧致等治疗。

我们常说的热玛吉，其实是一个单极射频，作用于真皮和真皮深层，使现有的胶原蛋白收紧，并刺激新的胶原蛋白生长，达到紧致的效果。热玛吉的作用可以理解为即刻的胶原收缩加后续的胶原新生。

热拉提也属于射频这一大类，通过热作用产生向心性的收缩，从而带来治疗后皮肤的紧致感。它能够针对浅、中、深精准分层加热，起到提拉塑形的效果。疼痛感会比热玛吉低。但是热拉提的治疗范围不包括眼周。

射频作用于机体最大的一个特点就是它不受表皮色素的影响，因此一些患有黄褐斑不能进行激光抗衰治疗的患者往往可以选择射频类抗衰美肤项目。

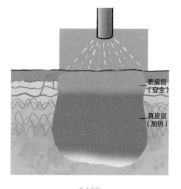

射频

○ 光电美容——高强度聚焦超声美容

超声刀、超声炮等仪器都是应用高强度聚焦超声波，将超声波聚焦于SMAS筋膜层上的单一点位，使其产生高能量，加热真皮层、脂肪组织、筋膜层，让筋膜和老化的胶原蛋白收缩，同时在不伤害表皮的方式下刺激胶原新生和重组，达到紧致提升的美容目的。能量高，主要用来达到提升效果。

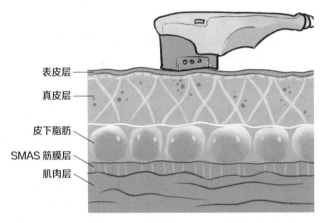

超声刀

○ 注射美容——玻尿酸填充的适应证及原理

玻尿酸，又名透明质酸，其本质是一种广泛存在于真皮层和结缔组织中的酸性黏多糖。

玻尿酸和胶原蛋白一样，是每个人体都存在的正常结构，随着年龄的增长逐渐减少。通常情况，在25岁以后肌肤中的玻尿酸开始加速流失，30岁时玻尿酸含量大约为幼年时的65%，而到了60岁几乎只剩下25%。

玻尿酸可以使皮肤看起来光滑、

细腻、有弹性，同时还能补充水分。玻尿酸在溶液中亲和的水分约为其本身质量的1000倍，就像小海绵一样，把周围的水都吸过来。同时，玻尿酸本身具有一定容积，可以填充凹陷，比如做隆鼻、鼻唇沟填充、苹果肌填充、泪沟填充，都是利用其填充效果。

玻尿酸有不同种类，可以简单地把玻尿酸分为大分子玻尿酸与小分子玻尿酸，玻尿酸的分子量越大，也会越硬一些，也就是支撑性比较强，容易把我们的下巴、鼻子等部位填充起来。如果只是希望保湿补水、改善肤质，那么需要的玻尿酸一定要软，只有柔软的玻尿酸才能够在皮肤上更加均匀地分布，我们在打水光针的时候用的就是这种小分子玻尿酸。另外，玻尿酸也分长效、中效和短效。短效的就是我们最常用于表皮填充、皮下填充的，比如说做鼻唇沟填充、苹果肌填充的都是属于短效的玻尿酸。用来做隆鼻、隆下颏的就属于长效的玻尿酸。

玻尿酸填充是通过增加组织容量来达到填充凹陷的效果，注射前只要确认身体健康且无治疗禁忌证，在治疗部位涂抹表面麻醉膏，即可开始专业注射，方便快捷，手术时间短，术后即刻就能看到效果，术后的恢复时间也比较短。玻尿酸的维持时间，与选择的针剂分子量大小和自体吸收有关系，选择的玻尿酸分子越大，能够维持的时间就越长，一次玻尿酸填充的维持时间在6~12个月不等。如果治疗结果不满意，还可通过玻尿酸溶解酶来将其溶解掉。

注射玻尿酸的不良反应有局部皮肤结节、红肿、疼痛或者形态不满意。常见的瘀血、肿胀会很快消失，如果出现了持续的结节、红肿等要及时就诊。此外，还有一些危险的并发症，如玻尿酸打到血管里引起的栓塞，局部皮肤坏死，严重的可导致失明、脑血管栓塞等。再次强调，注射填充类项目是侵入性的医疗美容技术，一定要由正规的医美医师操作。

玻尿酸填充的适应证

① 面部除皱，如去除眉间纹、鱼尾纹、口周皱纹。

② 五官塑形，如隆鼻，下巴加长、圆润、矫形。

③ 填充凹痕。玻尿酸可用于面部填充，包括填充泪沟、法令纹、太阳穴、苹果肌、唇部等。玻尿酸还可用于填充一些痘疤的坑洞，外伤、手术造成的瘢痕，以及先天缺损的不对称等。

玻尿酸填充的禁忌证和注意事项

① 孕期及哺乳期女性不建议做。

② 系统性疾病或者注射部位有炎症者不做。

③ 早期注射部位可能出现红肿、淤青、疼痛、瘙痒感均属正常现象，通常24小时至3天内自然消退。敏感体质者可能肿胀期更长。

④ 注射24小时内不要沾水及化妆，避免暴晒。

⑤ 注射1周内（塑形期）不要大力揉搓注射区域，尽可能保持注射部位相对静止。

⑥ 1周内不吸烟、喝酒，忌辛辣刺激性食物；忌熬夜和剧烈运动。

⑦ 两周内避免接触高热环境（如桑拿、温泉等）。

    这里补充说明一下涂抹式的**外用玻尿酸**。外用玻尿酸多作为化妆品里面的保湿剂，是非交联玻尿酸，维持时间非常短，多数不具备渗透到皮肤底层的能力，我们可以简单地将其理解为保湿护肤品。

○ 注射美容——胶原蛋白填充的适应证及原理

胶原蛋白是一种天然蛋白质，广泛存在于动物的皮肤、肌腱和其他结缔组织中。人体皮肤中真皮的构成约有70%是胶原蛋白。

胶原蛋白与弹力纤维合力构成网状支撑体，提供给真皮层安定有力的支撑。胶原蛋白是维持身体正常活动不可缺少的重要成分。同时也是使我们皮肤保持年轻、防止老化的物质，但是随着年龄的增长，皮肤中的胶原蛋白会逐渐分解流失，皮肤表面因此逐渐失去支撑，造成皮肤出现皱纹、松弛等问题。如果我们简单地把玻尿酸理解为填充于组织细胞间的内容物，缓解皮肤干燥、粗糙、失去弹性，那么胶原蛋白就可以看作是弹力网，支撑衰老、松弛、下垂的皮肤。

胶原蛋白填充是注射胶原蛋白到凹陷性皮肤缺损处，不仅能增加皮肤内组织的容量，具有支撑填充作用，还能诱导自身组织的构建，逐渐合成新生胶原蛋白，形成自身正常结缔组织，使凹陷恢复，皱纹变浅或消失。胶原蛋白注射除皱效果维持时间一般为9~12个月，效果不满意可在半年后补充注射以延长作用时间。胶原蛋白注射除皱有发生排异或过敏反应的可能，因此在注射之前需要进行皮肤测试。即使皮试阴性仍有少数人可能出现过敏反应。过敏反应常见症状为水肿、结节、压痛、瘙痒和红斑等。另外还有炎症、溃疡甚至肉芽肿反应的报道，但比较少见。

 胶原蛋白填充也属于侵入性的美容技术，必须在专业机构由有资质的专业医师操作。如果操作不当，可能造成血栓，导致局部的血液供应障碍，产生严重的后果。

胶原蛋白填充的适应证

① 脸部除皱，如去除抬头纹、眉间纹、泪沟纹、鱼尾纹、法令纹、苹果纹、唇纹、颈纹等。

② 脸部塑形，如鼻梁增高及鼻形改造、隆下巴、丰唇、丰颊、丰太阳穴等。

③ 面部凹陷，如去除痤疮瘢痕、面部手术所致凹陷等。

胶原蛋白填充的禁忌证和注意事项

① 胶原过敏试验阳性者。对利多卡因过敏者。

② 妊娠期、月经期女性及未成年人。

③ 有自身免疫性疾病及其他严重系统性疾病。

④ 术前1周避免服用抗凝药物。

⑤ 注射区内有炎症者，待炎症治愈后方可注射。

⑥ 注射后可能会出现暂时肿胀、轻度发红等，一般在24～48小时内基本消失。局部淤血可能持续1～2周。

⑦ 注射后24小时内不沾水及化妆品，洗脸、洗澡时回避注射区，1周内不食刺激性食物。术后防晒，避免色素沉着。

目前，胶原蛋白填充更多地用在泪沟性的黑眼圈，胶原蛋白在填充泪沟凹陷的同时能有效改善黑眼圈，另外，胶原蛋白具备锁水性，所以注射胶原蛋白不容易水肿而且注射区域更紧致。

○ 注射美容——肉毒毒素注射除皱的方法及原理

肉毒毒素是肉毒杆菌产生的一种神经毒素，虽然名字吓人，但在美容上的功效却非常迷人。肉毒毒素去除面部皱纹的机制，就是通过生物制剂肉毒杆菌的注射，阻断神经与肌肉间的神经信号传递，使过度收缩的肌肉松弛，进而使面部细小动力性皱纹消失，达到除皱的目的。适用于面部出现细纹者，以及大笑、做表情时的动态表情纹明显者。

> 其实肉毒毒素还有一个响亮的名字叫瘦脸针，因其能够改善由于咬肌肥厚导致的发腮，达到瘦脸的效果。

肉毒毒素注射除皱的优点是起效较迅速、安全、疼痛感轻微、无恢复期。在专业医师按照安全剂量精准注射下，不良反应极少，疗效确切，患者满意度高。整个过程不需麻醉，不影响生活。肉毒毒素除皱效果维持的时间因人而异，同时还取决于治疗区域以及注射剂量。一般来说，多数肉毒毒素治疗效果持续4~6个月。要想长期有效，每年需注射2~3次。对于除皱，要选择弥散度小的肉毒毒素，这个和效果也密切相关。如果造成面部过度僵硬，可能和注射的层次以及药物剂量有关系。一般1个月即可恢复。

肉毒毒素用作除皱时剂量很小，但其毒性和副作用是客观存在的。比如肉毒毒素注射在鱼尾纹或鼻纹处，由于离眼睛很近，操作不当可能会引起眼睑肌肉麻木。所以，大家一定要选择去正规医院进行注射。

■ 肉毒毒素注射的不良反应及注意事项

在保证正规药品和正确剂量的前提下，肉毒毒素美容是很安全的。肉毒毒素中毒剂量为2500~3500单位，一次用量建议不超过500单位，而注射美容的常规剂量为50~300单位，是比较安全的。其不良反应主要有以下六种情况。

全身中毒

主要表现为发热、乏力、浑身不适等类似感冒的症状，严重程度与肉毒毒素的注射剂量有关。

过敏反应

主要表现为全身皮肤潮红、瘙痒、起风团，部分患者只发生于腰部以上。

上睑下垂

主要见于上睑注射患者，发生率10%～15%，与操作者的治疗经验和每点的注射剂量有关，由毒素弥散至上睑提肌所致，多发生于注射后2～3天内，一般在3～6周内自然恢复。

复视

多见于斜视患者，发生率约2%。可能是肉毒毒素引起上直肌不全麻痹所致。复视的发生与肉毒毒素的注射部位和剂量有关，注射剂量增加，复视的发生率也会增加。

眼睑闭合不全

眼睑闭合不全是由眼轮匝肌麻痹所致。眼睑闭合不全可引起角膜溃疡，影响视力。因此，向眼睑注射肉毒毒素后，应常规用抗生素眼膏预防感染。

下面部无力

由肉毒毒素的局部扩散所致，发生率约0.9%，表现为口角轻度下垂，流涎。颧部肌肉麻痹可引起一过性鼻唇沟消失和口唇闭合不全，病情与肉毒毒素的注射剂量有关。

!

- 注射后留观20~30分钟，一旦出现过敏等不良反应及时处理。
- 注射后可能出现局部轻微红肿，一般无须特殊处理，数小时内可消退；若出现瘀斑可冷敷处理，数天内可消退。
- 注射后避免局部按摩、揉搓，不要蒸桑拿，以免肉毒毒素扩散；注射后4~6小时后方可沾水清洗。
- 注射后24小时内忌烟酒及辛辣等刺激性饮食。
- 注射前后1周内严禁服用阿司匹林、氨基糖苷类药物（如庆大霉素、妥布霉素、奈替米星和卡那霉素等），以免增大A型肉毒毒素的毒性。
- 咬肌注射者，注射后避免食用偏硬及耐嚼的食品（如核桃等坚果类食品以及口香糖等），避免锻炼咬肌而抵消治疗效果，不要单边吃饭，以免双侧不对称。
- 小腿肌肉注射者，24小时内腿部不要剧烈活动，少穿高跟鞋。
- 面部注射肉毒毒素后（面部除皱、瘦脸），晚上睡觉平睡，不要压迫注射部位。
- 如半年内有怀孕计划者，请在治疗前告知医师。
- 肉毒毒素注射后效果可维持约4~6个月，就医者因个体差异，注射后外观会产生不同程度的改善，但不能达到尽善尽美。

○ 埋线美容

埋线美容也称线雕、埋线提升，是指将可吸收的胶原蛋白线或其他材质的锯齿线，植入需要提升部位的皮下脂肪层或真皮层等，对肌肤进行提拉，改善面部皱纹、松弛等问题。这是一种微创面部除皱术，较拉皮除皱术创伤小、恢复快。

如何选择这些项目

×

　　根据我们皮肤的老化程度以及具体需求，有针对性地选择治疗项目，可联合治疗。

　　初老的表现主要为皮肤光老化，出现细纹、干燥、色斑、皮肤粗糙等问题。这个程度，强脉冲光可以起到全面初步的改善作用。同时可以对一些色斑进行联合激光治疗，还可以配合水光注射来锁水保湿。

　　对于中度衰老，更多的表现为皮肤松弛，皮肤纹理的加深和凹陷。这个程度可以借助热玛吉、热拉提等射频类、超声刀等仪器项目，作用于更深层的皮下组织，收紧筋膜层、刺激真皮胶原再生、溶脂等。同时，可以配合玻尿酸注射填充局部凹陷，配合肉毒毒素注射减轻动态纹。

　　目前，对于非手术面部年轻化治疗项目的选择趋势是注射技术和光电技术的联合使用，以及几种光电技术的联合使用。一种医美项目不可能解决所有的面部问题，可以先做光电项目，间隔1～2周后，配合做注射项目。对于注射项目而言，一般是先做玻尿酸，再做肉毒毒素。多次搭配治疗的效果和维持时间，优于单次治疗。

　　专业的激光射频仪器需要由专业的医师制订个体化疗程治疗方案。多种仪器的结合，能够产生1+1>2的效果。一定要了解自己的问题和需求，有针对性地选择合适的方案，才能有效地达到延缓衰老的目的。

激光美容的禁忌证与注意事项

✖

○ 激光美容的禁忌证

现在激光美容虽然比较普遍，但也有一些禁忌人群，常见的禁忌证有以下几种情况。

- 瘢痕体质。有创性激光会直接造成手术部位破损，可能会遗留瘢痕，所以瘢痕体质患者不建议进行有创性激光美容手术。
- 有皮肤炎症、皮肤传染病或者开放性伤口，应当先对皮肤疾病进行治疗，待痊愈后再考虑激光美容手术。
- 光敏感或光敏相关性疾病患者，不建议激光类治疗项目。
- 术前1周内受过日光暴晒者。
- 妊娠期及哺乳期。激光美容术中、术后所产生的疼痛可能会引发宫缩，造成流产、早产，也可能给哺乳期女性带来心理压力和其他风险，因此不建议妊娠期和哺乳期女性进行激光美容手术。
- 因其他疾病安装过特殊医用材料的患者，如安装过心脏起搏器的心脏病患者、因骨折或整形手术等安装过钛合金材质医用材料的患者，禁用射频仪器治疗。

- 合并其他重大疾病患者，如糖尿病、高血压患者，具体请遵医嘱。
- 对激光美容有不切实际幻想的人。

除以上禁忌情况，如果近期注射了肉毒毒素或者玻尿酸，或者是埋线美容等医美治疗，均应提前告知医师，合理安排治疗顺序和间隔时间。

○ 激光美容术前注意事项

〔 面诊 〕

在进行激光美容术前，需要由具有美容资质的专业机构医师进行面诊，判断个人皮肤状态，目前存在的问题，是否适合进行激光治疗（瘢痕体质、妊娠期、重大疾病不可以进行激光美容术），进而选择合适的治疗手段。

〔 心理准备 〕

患者本人应当对激光美容的基本流程、术后可能发生的不良反应进行一定的了解，减轻焦虑情绪，同时在治疗中能够更好地配合医师。

〔 防晒 〕

术前1周内皮肤不要受到强烈的日光暴晒。

〔 保湿 〕

激光术后，皮肤受到高能量激光的光热作用影响，皮肤屏障会暂时性受损，可以提前使用保湿力较强的护肤品进行日常护理。

清洁：在激光术前需要卸妆，对皮肤进行清洁，防止护肤品、皮肤油脂等对治疗产生干扰。因有创性激光治疗术后3～7日不能沾水，可以提前洗头、洗澡，减少术后感染与生活不便的可能。治疗区毛发也应在术前剃除。

麻醉：绝大部分激光美容术中、术后皮肤会产生疼痛、灼热等不适感，具体程度及疼痛感除了与激光的种类、波长相关，还与个人体质有关。在部分对皮肤损伤较大的激光术前，可以局部外敷表面麻醉药膏40分钟或更久时间以减轻疼痛。

佩戴护目镜：高能量激光对眼睛具有强烈刺激，甚至造成伤害，术前需要在医师指导下佩戴护目镜。

○ 激光美容术后注意事项

〔 防晒 〕

激光术后，皮肤对紫外线的抵御能力下降，防晒尤为重要，为避免引起炎症、反黑等不良反应，建议使用遮阳伞、防晒衣等避免阳光直射，另外也可以使用SPF>30、PA+++的高倍数物理防晒剂对皮肤进行保护。

激光术后，皮肤受到高能量激光光热作用的影响，皮肤屏障会暂时性受损，应当使用温和的保湿剂进行护理，含有透明质酸、神经酰胺、胶原蛋白的医用敷料是激光术后常用的保湿材料。

有创性激光术后使用医用敷料和冰敷，在对皮肤进行保湿、降温处理的同时，能够有效减轻局部皮肤的疼痛、灼热等不适感。

〔 保湿 〕

〔 护肤 〕

激光术后3～5天内，在进行日常护肤时，应暂停使用含有对皮肤刺激较大的成分的护肤品，如香精、酒精、视黄醇、各种酸类（水杨酸、果酸等）、高浓度维生素C等。

激光术后，应避免摄入酒精、辛辣刺激性食物，同时避免使用光敏性药物（如马来酸氯苯那敏、异丙嗪、四环素、喹诺酮等），尽量减少光敏性食物的摄入，如芹菜、苋菜、香菜、柠檬、虾、蟹等。

[饮食]

[预防感染]

有创性激光术后3~7日避免接触水，尽量不要接触、抓挠皮肤，防止对皮肤伤口造成感染。如有必要，可以遵医嘱外用抗生素软膏。

激光术后，皮肤可能会出现一定的不适现象，如局部发红、灼热、瘙痒等，这是激光术后皮肤的正常反应，切忌抓挠。若出现水疱等较强皮肤反应，应及时咨询医师进行处理。

[其他]

常见皮肤问题的医美方案建议

○ 雀斑

雀斑是一种常见于面部的点状色素斑，在临床上常表现为圆形、椭圆形或多角形，孤立不融合、对称分布的面部褐色斑点，除两颊及鼻背，也可见于颈肩、前臂、胸背、下肢等部位，一般在幼儿时出现，女性发病多于男性。雀斑发病与遗

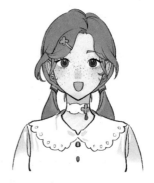

雀斑

传关系密切，日晒也是其诱发、加重因素，因此常夏季明显，冬季变淡。雀斑通过激光治疗有良好的效果。

> ✛ 调Q激光。又叫Q开关激光，可以选择性作用于雀斑的黑素颗粒进行爆破，对正常皮肤的损伤较小，瘢痕和色素沉着风险较低。通常可以选取Q开关Nd：YAG 1064nm激光、倍频Q开关Nd：YAG 532nm激光、Q开关694nm红宝石激光或Q开关755nm翠绿宝石激光进行治疗。
> ✛ 强脉冲光。也就是光子嫩肤，无创，恢复期短。
> ✛ 皮秒激光。皮秒激光治疗雀斑的疗效及安全性与调Q激光相当，但所需的能量密度更低，因此副作用更小，安全性更高。

○ 太田痣

太田痣因日本医师太田正雄首次描述而得名，又称眼上腭部褐青色痣，是一种真皮内的黑素细胞错构瘤，多于出生时或青春期出现于面部，好发于颧部、上下眼睑及颊部，常表现为单侧蓝黑色或蓝灰色斑片，同侧鼓膜、眼、口腔及鼻腔等黏膜可累及。太田痣的病因及发病机制尚不清楚，据临床研究表明可能与遗传、胚胎时期色素移行异常、雌激素有关，此外，感染、外伤及紫外线照射也是诱发太田痣的刺激因素。

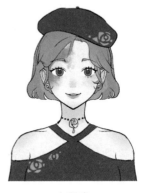

太田痣

太田痣激光治疗效果显著，经过多次治疗，多数能痊愈，不留瘢痕。一般每次治疗间隔3个月。治疗后可能会有暂时性色素沉着，术后要注意防晒、修复。

- **调Q激光**

    调Q激光可以选择性作用于黑素颗粒进行爆破，对正常皮肤的损伤较小，瘢痕和色素沉着风险较低。通常可以选取Q开关Nd：YAG 1064nm激光、Q开关694nm红宝石激光或Q开关755nm翠绿宝石激光进行治疗。

- **皮秒激光**

    可以选择波长755nm、1064nm的皮秒激光进行治疗。

○ 黄褐斑

黄褐斑是一种常见于育龄期妇女的面部色素增加性皮肤病，临床表现为对称分布于面颊、前额及下颏的深浅不一、边界不清的褐色斑片。黄褐斑的发病与遗传、日晒、激素等多种因素有关，又涉及皮肤黑色素合成增多、皮损处血管增生、炎症反应、皮肤屏障受损等多种发病机制。根据面部皮损的发生发展变化，黄褐斑可

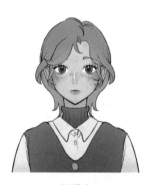

黄褐斑

以分为活动期、稳定期两期；根据皮损中血管分布，黄褐斑分为单纯色素型（M型）、色素合并血管型（M+V型）；除此之外，黄褐斑还可以根据色素位置、皮损发生部位进行分型，这些分型对于黄褐斑的治疗、疗效判定等具有意义。

根据病因及发病机制，黄褐斑的治疗以减少黑色素生成、抗炎、抑制血管增生、修复皮肤屏障、抗光老化为指导原则。治疗时，应当根据患者黄褐斑的分期、分型进行不同治疗，常用的治疗方法为外用

药物、化学剥脱、激光和中医药治疗，同时患者应避免日晒等诱发因素，配合使用具有修复皮肤屏障、美白功效的护肤品。

活动期的黄褐斑应避免光电治疗及化学剥脱等对皮肤刺激较大的治疗手段，应遵医嘱选择基础治疗配合系统药物治疗。在黄褐斑稳定期，可以在系统地内服及外用药物的基础上联合光电、化学剥脱术进行综合治疗。主要包括调Q激光、皮秒激光及强脉冲光等。

调Q激光

通过选择性光热作用破坏成熟的黑素颗粒，在减少黑素颗粒数量的同时保持细胞完整性，常用于治疗黄褐斑的波长有694nm、755nm和1064nm。这一类激光治疗黄褐斑目前多选用大光斑、低能量的治疗模式。

皮秒激光

脉宽较短，对色素的破坏能力强。要根据具体情况选择合适的治疗模式。

强脉冲光

强脉冲光的光谱波长可以进入皮肤的不同层次，能够有针对性地治疗表皮和真皮的黄褐斑，不良反应较轻，患者依从性较好，但是能量过高会增加色素沉着的风险，过低则效果差，需要根据患者的皮肤情况，选择不同的波长、脉宽时间和能量密度。

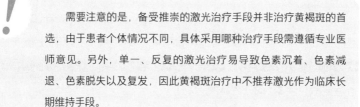

需要注意的是，备受推崇的激光治疗手段并非治疗黄褐斑的首选，由于患者个体情况不同，具体采用哪种治疗手段需遵循专业医师意见。另外，单一、反复的激光治疗易导致色素沉着、色素减退、色素脱失以及复发，因此黄褐斑治疗中不推荐激光作为临床长期维持手段。

○ 咖啡斑

咖啡斑是一种常见的表皮色素沉着性疾病，表现为圆形、椭圆形或不规则形，浅褐色至深棕色斑片。形状不规则，边界清楚，颜色均匀，多为先天性。部分咖啡斑患者要考虑有无伴发多发性神经纤维瘤、结节性硬化及奥尔布赖特综合征等疾病。

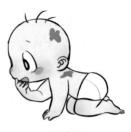

咖啡斑

咖啡斑理想的治疗目标是去除色素斑，又不留瘢痕和色素沉着。目前主要依靠光电治疗。激光治疗咖啡斑疗效因人而异，60%的患者治疗后可痊愈，但激光治疗复发率高，治疗次数多，治疗后色素沉着和色素减退风险率高。如果是不影响美观的小面积咖啡斑可以不治疗。

治疗咖啡斑目前常用的激光和治疗其他色素性皮肤问题的激光类似，均是利用激光选择光热作用的原理，在不损伤皮肤的前提下，破坏黑素颗粒达到治疗目的。

> ╋ 调Q激光。通常可以选取Q开关532nm激光、Q开关694nm红宝石激光或Q开关755nm翠绿宝石激光进行治疗。
>
> ╋ 皮秒激光。可以选择波长755nm、1064nm的皮秒激光进行治疗。目前皮秒激光治疗咖啡斑临床资料较少。

对于较大面积的咖啡斑，可以采用多种设备、多种波长的激光分区同时治疗，以求寻找更合适的设备和参数。激光治疗后外涂抗生素软膏预防感染，保持创面清洁、干燥，自然结痂、脱落。注意防晒，避免或减少色素沉着。

○ 去除文身

文身是将不可溶解颜料利用针具或其他文身工具刺入人体皮下组织，进而形成特定的图像与字符。业余文身的颜料一般仅位于真皮乳头层，使用激光容易去除，效果好；而专业文身的颜料位于真皮网状层，去除难度较大。外伤或爆炸形成的外来性色素，也可以按照文身去除进行治疗。

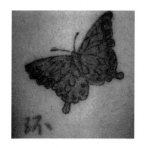

彩色文身

对于文身图案的颜色，激光治疗去除黑色的效果最显著，其次是绿色、蓝色，对红色的治疗效果不佳。所以，彩色文身更难去除；黑色单一色料文身对激光敏感度高，清除难度较低。一般来说，激光去文身本身不会形成瘢痕，但如果文刺深度过深，本身已经造成瘢痕，激光去除色素后，可能会有一个文身的印记，为原来的文刺瘢痕。

调Q激光

Q开关694nm红宝石激光、Q开关755nm翠绿宝石激光、Q开关Nd：YAG 1064nm激光对去除黑色、蓝黑色文身都非常有效。蓝色、绿色文身选Q开关755nm翠绿宝石激光效果更好。紫色、紫红色文身Q开关694nm红宝石激光有效。Q开关532nm激光对红色文身效果较好。

皮秒与超皮秒激光

皮秒激光具有皮秒级脉宽，其产生的光机械效应会使靶组织变成更小的微细颗粒形态，从而被更好地包裹、吞噬，通过表皮及淋巴系统排出体外。皮秒激光去除文身整体比传统激光更加有效。除了对黑色、蓝黑色文身，皮秒激光对黄色文身也有一定效果。

临床上需要根据患者具体情况和文身颜色进行个体化治疗，多种颜色文身需要采用不同波长的激光同时或分次治疗，一般需要多次治疗。颜色和染料成分越简单越容易清除。治疗前需要判定文身局部是否可能形成瘢痕，瘢痕会影响治疗效果。

○ 脂溢性角化病

　　脂溢性角化病，又称为老年疣、基底细胞乳头瘤，是角质形成细胞成熟迟缓所致的一种表皮良性增生性肿瘤，常见于老年人。脂溢性角化病多发生在患者的面部、手背部或者前臂等部位。病变组织常为褐色扁平状丘疹，可逐渐增大，无自愈倾向，颜色逐渐加深，呈褐色甚至黑色疣状增生，影响美观。

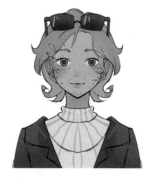

脂溢性角化病

　　根据脂溢性角化皮损表现的不同，可能会选用不同的激光。光滑不隆起皮肤的皮疹，可以选择去除色素类的激光，如强脉冲光、调Q激光、皮秒激光等。凸起增厚、高于皮肤表面的皮疹，一般选用超脉冲CO_2激光治疗。

〔 超脉冲CO_2激光 〕

　　和激光去痣的原理一样，直接气化使组织坏死脱落。容易把握治疗深度，脉冲时间短，最大限度地限制热量向深层传导，无焦化、炭化现象，但其对较大或者较深的皮损会不可避免地产生一定程度的热损伤。若操作不当可发生色素沉着、色素脱失及浅表性瘢痕等不良反应。主要用于增厚的脂溢性角化斑。

〔 调Q激光 〕

　　如倍频Q开关Nd：YAG 532nm激光、Q开关694nm红宝石激光、Q开关755nm翠绿宝石激光等。利用选择性光热分解作用，精确作用于靶组织，不会伤害到深层真皮组织，也不会对周围正常组织产生损伤，对浅表性色素性皮肤病疗效好。不足之处是其激光穿透皮肤深度较浅，对较厚的病变组织穿透深度不足，可能需进行多次治疗才能达到满意疗效。

其脉宽较短，这样激光作用于靶组织上的时间极短，对黑素颗粒的爆破也更强，减少了治疗中对周围组织的损伤。创伤小，疗效好。

强脉冲光

同调Q激光的治疗原理一样，优点是无创，术后不影响洗脸护肤等。缺点是作用精准性和能量较调Q激光和皮秒激光差，因此效果也相对较差。

后三类光主要用于脂溢性角化不隆起皮损的治疗，治疗方法同雀斑等其他色素性皮肤病。

○ 痤疮

痤疮俗称"青春痘"，多发于青少年，亦可见于成年人。痤疮是一种慢性炎症性毛囊皮脂腺皮肤病，好发于颜面、胸背等处，主要皮损表现为粉刺、丘疹、脓疱、结节、囊肿。引起痤疮的原因有很多，包括内分泌、遗传、感

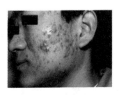

痤疮

染、皮肤角化代谢异常等。因此对于痤疮的治疗首选药物的内调、外治，同时可以辅助光电类物理治疗。对药物治疗不佳或者药物抵抗的患者，也可以首选光电类物理治疗项目。

光动力疗法

也叫光辐照疗法或光化学疗法。适用于炎症痤疮，尤其是中重度脓疱、结节、囊肿性的治疗。以光敏剂和氧的相互作用为基础，利用光动力学的反应来治疗疾病。主要是将光敏剂涂抹在患处，让毛囊皮脂腺吸收光敏剂，并经艾拉光动力疗法［氨基酮戊酸光动力疗法（ALA-PDT）］照射，引起靶组织损伤和靶细胞死亡的治疗方法。ALA-PDT对皮脂过度分泌、毛囊角化异常、痤疮丙酸杆菌和炎症反应等痤疮发生发展过程中的几个环节都有作用，显示出全面的抗痤疮效应。

强脉冲光（光子嫩肤）

　　光子嫩肤便捷无创，广泛用于痤疮印痕、痤疮瘢痕等治疗。对于炎症性的痤疮，一般选择420～900nm波长范围，或者专属的ACNE治疗滤片。对杀灭痤疮丙酸杆菌、减少油脂分泌都有一定效果。

红蓝光

　　高纯度红蓝光的照射，具有杀灭痤疮丙酸杆菌、改变细胞结构等多种作用，还可修复炎性皮肤，适用于炎性痤疮。需要照射多次，按疗程治疗。

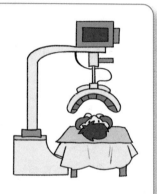

红蓝光照射

点阵激光

　　主要用于痤疮萎缩性瘢痕的治疗，修复瘢痕的同时有减少油脂分泌、缩毛孔、均匀提亮肤色的作用。

　　■ 非剥脱型点阵激光

　　主要为波长1000～1600nm的远红外线激光，是一种肉眼不可见的微脱皮、不结痂的点阵激光，休工期短，用于刺激胶原纤维与弹力纤维，达到修复和重建痤疮瘢痕的目的，但穿透力较低，经过多次治疗可得到较满意的效果。

　　■ 剥脱型点阵激光

　　CO_2激光和铒激光，为激光束产生微热损害区，穿透表皮及真皮上部，促使皮肤组织再生、修复，达到治疗痤疮瘢痕的目的，可显著改善中重度痤疮瘢痕。有一定时间的恢复期，有术后色素沉着及红斑风险。

微针射频

　　主要用于痤疮萎缩性瘢痕的治疗，修复瘢痕的同时有收缩毛孔、紧致嫩肤的作用。对于痤疮瘢痕同时伴有黄褐斑的患者，此项目色素沉着的风险低。

　　目前常见的黄金微针项目，微针以机械刺激刺入皮肤真皮层，同射频释放出的热刺激共同作用于皮肤细胞，激发皮肤进行自我修复，加速新陈代谢，促进胶原蛋白的合成与运输，同时使该区域发生短暂的炎症，新生透明质酸沉积，对现有胶原蛋白和弹力蛋白进行重塑。能量可在损伤部位准确穿入，达到修复目标，具有创伤小的优点，不会产生红斑，也不会严重损伤表皮组织，不易产生色素沉着。

离子束

　　主要用于痤疮萎缩性瘢痕的治疗。高能量的等离子束作用到皮肤后，形成多个受控的微道，出现微剥脱效应，刺激表皮层进行上皮化。同时离子束也会加热深部组织，刺激真皮层胶原组织生长，促使混乱的胶原纤维进行重排，从而改善瘢痕组织。进行离子束治疗时，表皮组织不会气化，保留的表皮可作为天然敷料，良好地保护创面，一定程度上降低了感染的风险，不易产生色素沉着。

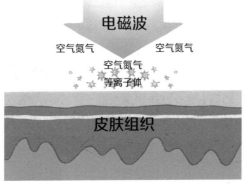

离子束

○ 毛细血管扩张

毛细血管扩张是指皮肤或黏膜表面的毛细血管、细动脉和细静脉呈持续性细丝状、星状或蛛网状扩张，形成红色或紫色斑状、点状、线状或星状损害，发生后持久不变、缓慢扩展或增多，部分可自行消退。损害可发生于任何部位。发生在面部的毛细血管扩张，俗称"红血丝"，本病多发生在面颊部、鼻翼两侧等。影响美观者可寻求激光治疗。一般激光治疗不留瘢痕。可以采用强脉冲光、脉冲染料激光、长脉宽1064nm激光。

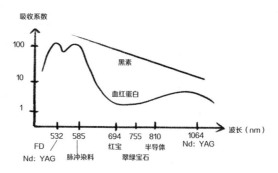

激光治疗血管病变原理

·ŀ· 强脉冲光（光子嫩肤）

光子嫩肤有选择性光热的特征，选择合适波段的强脉冲光，不损伤表皮的情况下，可穿透患者的皮肤，靶组织血红蛋白吸收其能量，凝固变性，从而封闭血管，改善毛细血管扩张。强脉冲光无创，术后反应轻，无停工期，但作用浅表，能量较低，不如激光精准度高。一般弥漫性面部潮红、浅表毛细血管可选。

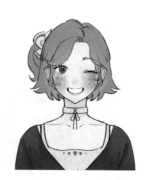

面部潮红

┼ 脉冲染料激光

脉冲染料激光是治疗毛细血管扩张最有效的方法，其中的高能量脉冲被病灶中的血红蛋白所吸收，从而破坏红细胞，并使毛细血管凝固，达到治疗的目的，而周围组织不受热传导的影响，不受损伤。

染料激光是目前治疗血管病变的首选激光，通常需要多次治疗，微创治疗后会有水疱、结痂、紫癜等，可能留有暂时性色素沉着。

┼ 长脉宽1064nm激光

如果是较深的毛细血管扩张，且其他治疗无效，可考虑选择长脉宽1064nm Nd: YAG激光进行治疗。治疗后用冰袋冷敷。

○ 血管瘤

血管瘤是以血管内皮细胞增殖为特征的胚胎性良性肿瘤，表现为一个或数个鲜红色、紫色，高出皮面，柔软而分叶状的肿瘤，边界清晰。多为出生后不久出现，为婴幼儿常见疾病，有自行消退的可能。但为了最大限度控制瘤体，应尽早治疗，避免其造成外观的影响及破坏正常组织。

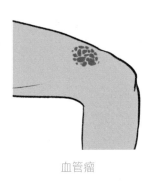

血管瘤

目前皮肤血管瘤治疗包括外科手术治疗、浅层X线治疗、硬化治疗，也有采用糖皮质激素口服或局部注射治疗的情况。以前认为，部分的血管瘤能自行消退，可以适当观察，但目前的临床研究表明血管瘤首次治疗年龄越小、血管瘤面积越小，治疗效果越好。血管瘤也可以配合光电治疗，目前常用于皮肤血管瘤的有脉冲染料激光、长脉宽1064nm激光等。

脉冲染料激光主要适用于早期、浅表、扁平血管瘤，毛细血管扩张等。对浅表的血管瘤具有较好的治疗效果。

脉冲染料激光发射的特定波段激光，能直接被瘤体血管中的氧合血红蛋白选择性吸收，生成热量促进血液凝固，并破坏血管壁。脉冲染料激光在消除遗传性或复发性血管瘤中残留的黄斑、红斑和浅表性毛细血管扩张方面安全有效，但往往需要多次治疗才能达到较佳效果。有些病灶面积较大的患者，在激光治疗后出现水疱、红肿、紫癜等反应，1～2周自行消退，还有色素沉着或色素脱失风险。治疗后局部冰敷可缓解红肿症状。

长脉宽1064nm激光作用深度更深，主要用于更深部位的血管瘤，但是由于对靶组织特异性差，使用时需要较大的能量，容易加大瘢痕风险。

对于血管瘤治疗消退后的瘢痕可以配合点阵激光治疗。

○ 毛周角化

毛周角化俗称"鸡皮肤"，也叫毛发角化、毛发苔藓，是一种常见且无害的毛囊角化异常皮肤病。由于毛囊周围的角质增厚，皮肤堆积过量角蛋白，导致毛囊口被堵塞，形成一粒粒的小凸起，可见皮肤表面起针尖至粟粒样大小的毛囊性丘疹，质地粗糙，好像布满一层"鸡皮疙瘩"，通常无自觉症状。发病率约为50%。常于儿童期发病，至青春期发病率最高，以后随着年龄增长皮疹可

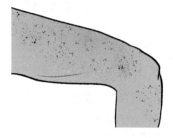

毛周角化

逐渐好转，好发于四肢近端伸侧或外侧，面部，臀部。约半数患者可呈现冬重夏轻的特征，这种季节性变化很可能是冬季皮肤易干燥，而夏日皮肤较为湿润造成的。皮损较顽固，影响美观，但在医学上并不具有严重危害，无传染性。

目前治疗毛周角化首选果酸焕肤而不是激光治疗。面颊部的毛周角化，有些会伴随毛细血管扩张或充血性红斑，可以选用585nm、595nm脉冲染料激光以及强脉冲光。现在临床多选用果酸焕肤联合强脉冲光治疗。

患者平日需避免皮肤过于干燥，日常使用温和的沐浴产品或使用无皂基清洁剂，同时需尽量避免热水浴。一般来说，毛周角化不经治疗也可能随年龄增长而改善。外用保湿霜，含有乳酸、水杨酸或尿素的软膏有助于改善症状，每天至少涂抹2～3次。果酸焕肤要在医疗机构进行，要注意刺激反应。外用维A酸类乳膏（如维A酸乳膏、阿达帕林凝胶或他扎罗汀凝胶等），要注意刺激反应和防晒。

○ 色素痣

皮肤色素痣是一种常见的良性皮肤病变，是表皮、真皮内黑素细胞增多引起的皮肤表现，分为皮内痣、交界痣、混合痣。颜色为深褐色或墨黑色，其形态大小不一。一般来说，位于脚底、手掌等容易产生摩擦部位的交界痣，容易产生恶变，需要提高警惕。

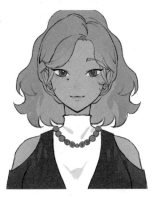

色素痣

色素痣的主要疗法有电灼法、化学腐蚀法、冷冻法、手术切除法、激光点痣法等。目前电灼法、化学腐蚀法、冷冻法由于不容易控制深度，对痣周围组织损伤大，瘢痕风险高已很少使用。手术切除法是较深的皮内痣、增生活跃的交界痣的首选，但术前准备比较烦琐。

目前最常用的是超脉冲CO_2激光去除色素痣，CO_2激光对痣组织产生气化作用使其坏死脱落，而对周围组织损伤很小，容易控制深度和范围，瘢痕风险较低。

◎ 什么样的痣可以选择激光治疗？

⚠ 一般直径小于2mm，浅表的色素痣可以通过激光治疗，较大的色素痣或形状不规则的交界痣一般建议手术切除。但是，甲下、手掌、足底等部位的色素痣，怀疑其可能恶变的最好手术切除。激光单次治疗后的色素痣还可能会复发，需要多次治疗达到满意效果。多次的激光治疗，细胞受刺激可能也会有变化的风险，因此不影响美观的色素痣一般不必特殊处理。

激光治疗术后外用抗生素软膏，保持创面清洁，防止感染。一般7~10天结痂脱落，同时要避免暴晒，防止色素沉着。要待痂皮自然脱落，不要强行撕剥。点痣后的小凹坑一般在3~6个月内会逐渐恢复，有些较深的痣可能会留下小凹痕。瘢痕体质的人不建议去痣。

○ 疣

疣是长于皮肤浅表部位的良性赘生物，可以生长在身体的任何位置，常出现于手、脚、颈、脸等部位，是由人乳头瘤病毒（HPV）感染而产生的良性皮肤增生。根据发病的不同部位和不同形态，有各种命名，和其感染的亚型有关系。

寻常疣　俗称瘊子，初起为针尖大的丘疹，逐渐扩大到黄豆大小的赘生物，黄色或褐色，高出皮肤，角化明显，表面粗糙呈刺状，触之较硬，继续发育呈乳头样增殖，遇摩擦、撞击等易出血。好发于手指、手背，也可见于头面部等处。

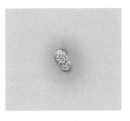

寻常疣

扁平疣　多好发于青少年，又称青年扁平疣。多发于颜面、手背及前臂等暴露部位，皮损为直径2～4mm或稍大的圆形、椭圆形或多角形扁平丘疹，界限明显，表面光滑，浅褐色、淡红色或正常色。一般没有自觉症状或偶有微痒。在初发病时，皮损发展和增多较快。而青年患者或不了解此病者常有意无意地搔抓患处，结果会出现疣体越来越多，甚至沿抓痕呈串珠状排列或密集成片的现象。

扁平疣

跖疣　顾名思义就是发生在足底（跖）部的疣。跖疣一开始为针头、米粒大小表面较光滑的角化性小丘疹，后来渐渐增大成为淡黄色或褐黄色、质地较硬、稍微突出皮肤表面的斑块，表面粗糙，与周围正常皮肤界限清晰。若用小刀削去表面的角质，可看到一圈圈的角质包绕着白色软芯，易出血而形成小黑点。用力按压或者平时足部受力时可以感觉到疼痛。外伤和摩擦可为其发病的诱因。

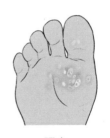

跖疣

丝状疣

俗称"线瘊"，发生于皮肤浅表的细软如丝线的小凸起，可连接成片。好发于眼周、颈部、腋窝等处。通常它的底部比较细，如丝线一般连接着疣体和皮肤，似小钉倒立在皮面上。一般多发于30岁以上女性，发现后需要及时诊治。

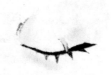

丝状疣

尖锐湿疣

又称生殖器疣或性病疣，表现为外生殖器部位、肛周、会阴、腹股沟增生物，往往与性接触传染有关，是性接触传染病中最常见的一种。初起为细小粉红色、肉色、灰褐色丘疹，以后逐渐加大增多，融合成乳头状、鸡冠状、菜花状高起的赘生物，表面凹凸不平，湿润柔软。由于不断受到局部潮湿与慢性刺激的作用，往往迅速增长。在阴道、阴茎或肛周部位的生殖器疣，可转化为鳞状细胞癌，转化时间通常需要5～40年。所以及早治疗以免癌变。慢性白带过多或包皮过长者需多注意。

疣体会传染，为防止疣体增大或引发更多新的病灶，应及时采取积极的治疗措施。目前的治疗方法包括激光治疗、冷冻、药物外敷、药物注射等。

目前常用的激光仪器是超脉冲CO_2激光，直接去除疣体，使其坏死脱落，疗效显著。术后愈合后留有浅表痕迹，会逐渐恢复。至于激光烧灼愈合后是否会留下瘢痕，是由烧灼的深度、损害的范围以及术后是否发生继发感染等多种因素决定的。多数患者通过激光治疗一次就可治愈，少数复发者多在激光治疗后1～3个月之内复发，经再次治疗后可消失。术后防止伤口感染，创面未结痂前不沾水。术中及术后应按医嘱使用药物治疗。激光治疗后局部可出现红肿，结痂脱落后留轻度印痕，一般7～15天创面愈合。不能强行撕除痂皮，否则更容易留下色素沉着和瘢痕。

皮肤局部有炎症、皮疹者，有伤口或过敏者，患传染病或皮肤病的患者，瘢痕体质者，有出血性疾病者或患有糖尿病且血糖未有效控制者，均不宜做治疗。

○ 软纤维瘤

软纤维瘤也叫作皮赘或者软垂疣。最容易发生在脖子，也可以发生在眼皮、身上或腋窝。脖子的皮赘一般是针头到米粒大小的疙瘩，质地柔软，有的只有1个，大多数成十上百个，颜色和正常皮肤相同或者呈深色，有的皮赘根端比较细而成蒂状。皮赘容易发生在60岁以上的人群，尤其是女性。有些怀孕的女性容易在脖子或乳房等部位出现皮赘，有人称之为"妊娠

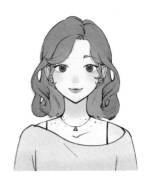

软纤维瘤

性软纤维瘤"。生孩子后，这些皮赘会消退一部分甚至全部消失，不过有的也会永久存在，或者在下次怀孕时变大。软纤维瘤是一种良性的增生物，没有传染性，不属于皮肤癌，也不会癌变。如果经常摩擦皮赘可能产生刺激症状，但是一般不疼。如果皮赘在根端扭转，其内部会形成血块，此时的皮赘容易出现疼痛。

由于皮赘属于良性的皮肤问题，对健康影响不大，如果疙瘩比较小，不影响美观，则观察即可，无须治疗。如果介意外观，或者偶尔有刺激、疼痛的情况，则可以考虑治疗。常见的治疗是一些物理方式，例如冷冻治疗、电凝治疗和CO_2激光治疗等，治疗之后一般不会复发。这些治疗都需要正规就诊，由医务人员进行操作。由于激光治疗的精准性和对周围组织的损伤更小，目前首选超脉冲CO_2激光治

疗。治疗后一定要预防感染。

　　和其他皮肤肿物或赘生物治疗术后一样，激光术后3天不沾水，可外涂抗生素软膏，如红霉素软膏或夫西地酸乳膏，以预防感染。伤口结痂后，尽量避免搓洗，以迅速冲澡为宜，洗完应使用碘伏局部消毒防止感染发生。曝光部位请注意防晒。